AF296368

ORIGINE RÉNALE

DE

L'UROBILINE

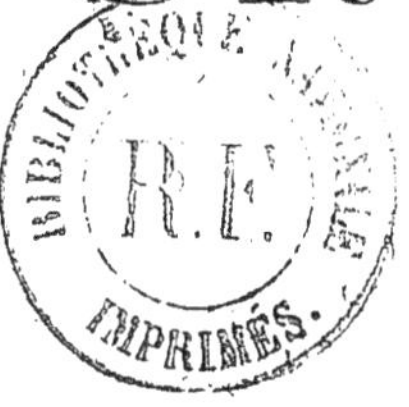

PAR

Le Docteur Maurice HERSCHER

ANCIEN INTERNE DES HÔPITAUX DE PARIS
PRÉPARATEUR AU LABORATOIRE DE TOXICOLOGIE

———— ✳ ————

PARIS

G. STEINHEIL, ÉDITEUR

2, RUE CASIMIR-DELAVIGNE, 2

—

1902

ORIGINE RÉNALE DE L'UROBILINE

DU MÊME AUTEUR

Kyste du canal de Nuck et hernie inguinale droite. Oblitération entre le kyste et le sac herniaire. *Soc. anatomique*, mai 1897.

Myocardite et gangrène symétrique des extrémités digitales chez une malade asystolique atteinte de périostite tibiale syphilitique (en collaboration avec le docteur Gastou). *Soc. de derm. et de syph.*, mai 1899.

Xanthélasma de la cornée (en collaboration avec M. le professeur Gaucher). *Soc. de derm. et de syph.*, novembre 1899.

Guérison d'un épithélioma ulceré de la lèvre inférieure par la cautérisation ignée et l'application d'une pommade au chlorate de magnésie (en collaboration avec M. le professeur Gaucher). *Soc. de derm. et de syph.*, novembre 1899.

Leuco-atrophies cutanées et chéloïdes consécutives à des syphilides. Syphilide tuberculeuse lupiforme de la face. *Soc. de derm. et de syph.*, décembre 1899.

Syphilis restée contagieuse treize ans après le chancre (en collaboration avec M. le professeur Fournier). *Soc. de derm. et de syph.*, février 1900.

Absence de réaction agglutinante dans le liquide d'un kyste hydatique du poumon chez une typhique (en collaboration avec MM. Thiercelin et Bensaude). *Soc. de biologie*, 28 avril 1900.

Quelques précautions à prendre dans l'emploi de la solution triacide d'Ehrlich (en collaboration avec M. R. Bensaude), *Soc. anat*, juin 1900.

Hypospadias chez une femme avec hypertrophie du clitoris (en collaboration avec MM. Thiercelin et Bensaude). *Soc. anat.*, juin 1900.

Des lésions intestinales causées par l'élimination des poisons, à propos d'un cas d'intoxication par le sublimé corrosif (en collaboration avec M. le professeur Gilbert). *Soc. anat.*, mars 1901.

Diagnostic de l'origine des taches de sang (en collaboration avec M. Ogier). *Soc. de méd. légale*, avril 1901.

Sur le degré de fréquence de la cholémie chez l'homme (en collaboration avec M. le professeur Gilbert et avec M. Lereboullet). *Société de biologie.*, 22 juin 1901).

Sur la diminution de coloration du sérum sanguin (en collaboration avec M. le professeur Gilbert). *Soc. de biologie.*, 23 novembre 1901.

Surcoloration du sérum dans la néphrite interstitielle et dans la ligature expérimentale des urétères ; cholémie et ictère d'origine rénale (en collaboration avec M. le professeur Gilbert). *Soc. de biologie*, 12 avril 1902.

Sur la leucocytose dans la cholémie expérimentale (en collaboration avec M. le professeur Gilbert). *Soc. de biologie*, 31 mai 1902.

Origine rénale de l'urobiline (en collaboration avec M. le professeur Gilbert). *Soc. de biologie*, 28 juin 1902.

Sur l'emploi des sérums précipitants pour la détermination des taches de sang en médecine légale (en collaboration avec M. Ogier). *Soc. de méd. légale*, mai 1902, et *Annales de chimie analytique*, 15 juillet 1902.

Sur les moyens de défense de l'organisme dans la cholémie (en collaboration avec M. le professeur Gilbert). *Soc. de biologie*, 19 juillet 1902.

Influence de la médication thyroïdienne sur le prurit des ictériques (en collaboration avec M. le professeur Gilbert). *Soc. de biologie*, 26 juillet 1902.

L'urobilinurie. — Origine rénale de l'urobiline. — L'urobilinurie est un indice de cholémie (en collaboration avec M. le professeur Gilbert). *Presse médicale*, 3 septembre 1902.

ORIGINE RÉNALE

DE

L'UROBILINE

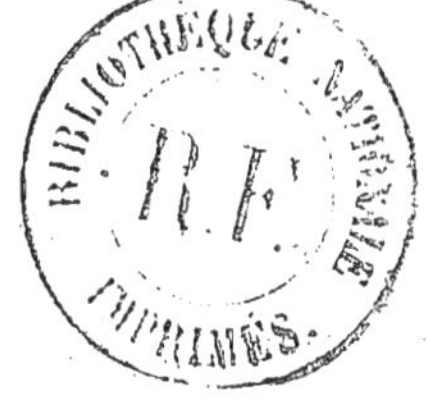

PAR

Le Docteur Maurice HERSCHER

ANCIEN INTERNE DES HÔPITAUX DE PARIS

PRÉPARATEUR AU LABORATOIRE DE TOXICOLOGIE

———— ✳ ————

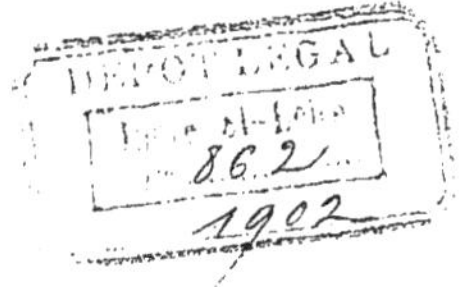

PARIS

G. STEINHEIL, ÉDITEUR

2, RUE CASIMIR-DELAVIGNE, 2

—

1902

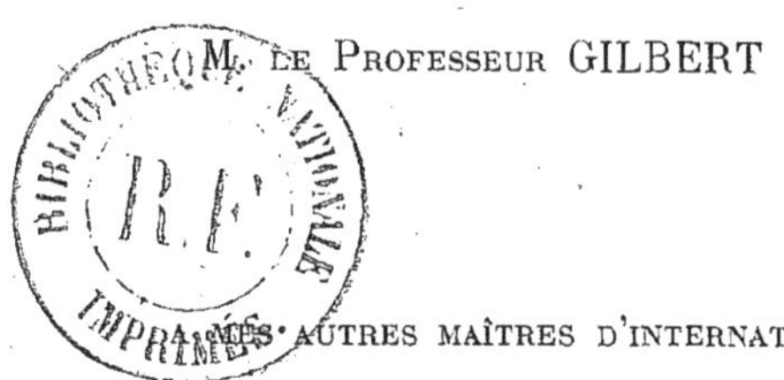

M. LE PROFESSEUR GILBERT

A MES AUTRES MAÎTRES D'INTERNAT

M. LE PROFESSEUR HAYEM
M. LE PROFESSEUR FOURNIER
M. LE DOCTEUR DESCROIZILLES
M. LE DOCTEUR PERIER

A MES MAÎTRES DANS LES HÔPITAUX

MM. LES PROFESSEURS DEBOVE ET GAUCHER, MM. ACHARD, BELIN, CAUSSADE, GUINARD, GUINON, LION, GÉRARD-MARCHANT, NÉLATON, PARMENTIER, PEYROT, ROCHARD, TALAMON.

A MES MAÎTRES DU LABORATOIRE DE TOXICOLOGIE

M. LE PROFESSEUR BROUARDEL
M. LE DOCTEUR OGIER
M. LE DOCTEUR DESCOUST
M. LE DOCTEUR VIBERT

ORIGINE RÉNALE DE L'UROBILINE

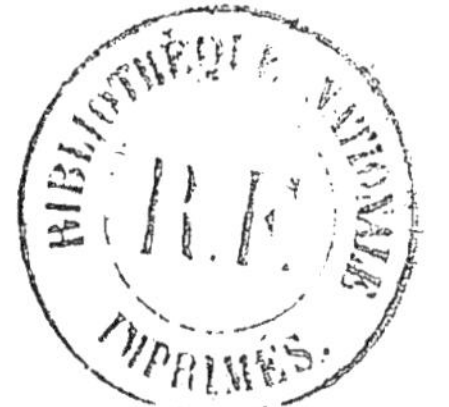

INTRODUCTION

Au cours de nombreux états morbides de diverses natures, on observe dans les urines une substance spéciale, nommée urobiline, facilement reconnaissable à ses caractères spectroscopiques et à quelques réactions chimiques.

Depuis la découverte de cette substance dans les urines pathologiques, un grand nombre d'auteurs ont étudié sa nature, son origine chimique, sa provenance dans l'organisme et, par suite, la signification qu'il faut accorder à l'urobilinurie.

Sur tous ces points, les avis ont été très partagés ; l'origine de l'urobiline, en particulier, a été l'objet de discussions nombreuses, et des théories variées ont été émises à ce sujet. Les théories pigmentaire ou histogénique, sanguine, intestinale et hépatique sont ainsi nées.

Cette dernière, édifiée et défendue par notre maître, le professeur Hayem, est généralement admise, en France tout au moins. Basée sur des examens nombreux, elle rend compte de certains faits où coexistent des lésions hépatiques, de l'urobilinémie, de l'urobilinurie, et nous n'avons nullement l'intention de chercher à la détruire, connaissant bien la précision qu'apporte notre maître dans ses observations et dans tous ses travaux ; mais elle ne nous paraît pas pouvoir expliquer tous les cas où l'on observe de l'urobiline dans les urines.

Dès le début de notre année d'internat dans le service de M. le professeur Gilbert, nous avons été frappé par un fait d'absence d'urobilinémie, alors qu'il existait une urobilinurie intense. Ayant examiné systématiquement le sérum de tous les malades entrés dans le service du professeur Gilbert, à l'hôpital Broussais, pendant une période de seize mois, nous avons constaté que ce fait n'est pas exceptionnel et qu'au contraire, l'urobilinurie sans urobilinémie est d'une fréquence extrême.

Nous avons relevé un très grand nombre d'observations de ce genre, mais nous ne tiendrons compte que de cinquante-sept d'entre elles, dans lesquelles l'urobiline existait en très grande abondance dans l'urine.

L'absence d'urobilinémie, alors que l'urobilinurie était intense, ne pouvait trouver son explication dans les théories classiques ; ni la théorie pigmentaire, ni la théorie sanguine, ni la théorie intestinale, ni même celle de l'origine hépatique n'étaient capables de rendre compte de ce fait.

L'urobiline devait avoir nécessairement une autre source que celle que lui assignent les théories précédentes, d'après lesquelles l'urobiline doit toujours exister dans le sérum avant d'apparaître dans l'urine.

Or, dans tous les cas où nous avons observé l'urobilinurie sans urobilinémie, on trouvait dans le sérum sanguin des pigments biliaires, en plus ou moins grande quantité. Ceux-ci existaient aussi quelquefois dans l'urine, mais, le plus souvent, ce liquide ne renfermait pas de pigments biliaires ou n'en contenait que des quantités minimes.

Nous avons donc été conduit à penser que, dans les cas en question, l'urobiline se formait au niveau des reins, aux dépens des pigments biliaires, et que souvent, très souvent même, *l'urobiline a une origine rénale.*

C'est là ce que nous essaierons de démontrer. Il nous faudra prouver d'abord l'existence de l'urobilinurie sans urobilinémie, le sérum renfermant, par contre, des pigments biliaires, point capital, car, à lui seul, il suffirait pour justifier notre conception. Puis, cette donnée acquise, nous exposerons les faits théoriques et expérimentaux en faveur de notre manière de voir, et nous discuterons la valeur séméiologique que possède pour nous le symptôme urobilinurie; mais, auparavant, nous rappellerons les opinions les plus généralement admises sur la nature de l'uro-biline, nous indiquerons les principaux moyens de recherche de cette substance dans les liquides organiques, nous donnerons quelques détails sur les théories relatives à son origine, car nous pourrons alors aborder avec plus de fruit la question qui fait le fond de notre thèse.

C'est sur le conseil de M. le professeur Gilbert, c'est sous sa direction que nous avons commencé et poursuivi cette étude. Qu'il nous permette de lui dire notre profonde reconnaissance. Ce travail n'est qu'une partie des recherches auxquelles il a bien voulu nous associer sur la physiologie pathologique de la cholémie; ce sera une joie pour nous de les achever avec lui: quand on a eu l'honneur et le bonheur d'approcher un tel Maître, le seul désir qu'on puisse éprouver est de continuer à être guidé par lui.

CHAPITRE PREMIER

APERÇU SUR L'UROBILINE

Procédés d'extraction.— Caractères physiques et chimiques.— Urobiline physiologique
et urobiline pathologique. — Origine chimique de l'urobiline.

La question de la nature chimique de l'urobiline est une de celles qui ont soulevé les discussions les plus nombreuses. Les opinions les plus diverses ont été émises à ce sujet; nous n'avons nullement l'intention de les exposer et de les étudier toutes, et nous nous contenterons d'envisager les points qui peuvent être utiles pour l'étude pathogénique que nous avons entreprise.

Successivement, dans ce chapitre, nous exposerons les principaux procédés qui ont été employés pour extraire l'urobiline des urines, nous étudierons les caractères qui sont assignés classiquement à cette substance, nous envisagerons la question de savoir si elle existe normalement dans l'organisme, dans l'urine, en particulier, ou bien si sa présence constitue une modification pathologique de ce liquide, nous examinerons, enfin, la nature de l'urobiline et sa provenance chimique, fait de la plus haute importance pour la question qui nous occupe.

§ 1. —Principaux procédés d'extraction de l'urobiline.

Les procédés d'extraction de l'urobiline qui ont été proposés sont nombreux, et si nous y insistons dans une certaine mesure, c'est parce qu'ils peuvent rendre des services pour la détermination de la présence ou de l'absence de cette substance dans l'urine.

Jaffé, qui découvrit l'urobiline en 1867, indique la technique suivante :

On verse dans l'urine un excès d'ammoniaque ; on filtre ; dans le liquide filtré on ajoute du chlorure de zinc, tant qu'il se produit un trouble. Il se forme ainsi des flocons volumineux qui sont lavés successivement à l'eau froide, puis à l'eau chaude, jusqu'à ce qu'ils ne contiennent plus de chlorure ; on épuise alors par l'alcool et on filtre. On traite la masse pulvérisée par l'ammoniaque et la solution est additionnée d'acétate de plomb ; il se produit ainsi un précipité rouge qu'on lave à l'eau froide et qu'on dessèche. On traite ce précipité par l'alcool additionné d'acide sulfurique et on obtient, par évaporation de la liqueur filtrée, de l'urobiline à l'état de pureté.

Maly précipite l'urine par l'acétate de plomb, lave le précipité, le chauffe plusieurs fois avec de l'alcool et le décompose par de l'alcool contenant une certaine quantité d'acide sulfurique. La solution ainsi obtenue est saturée par de l'ammoniaque, puis additionnée de chlorure de zinc, qui forme un précipité. Ce précipité est successivement traité par l'ammoniaque, l'acétate de plomb et l'alcool. L'extrait alcoolique est additionné de chloroforme ; celui-ci s'empare de l'urobiline, qui est obtenue par évaporation.

Mac Munn précipite successivement l'urine par l'acétate et le sous-acétate de plomb. Les deux précipités, qui ont entraîné l'urobiline, sont réunis, puis décomposés par l'alcool sulfurique, qui dissout seulement l'urobiline ; on filtre, puis on agite le liquide filtré avec du chloroforme, après addition d'une grande quantité d'eau. Le chloroforme s'empare de l'urobiline pure, qu'il abandonne ensuite par évaporation.

Le procédé de Méhu consiste à aciduler l'urine avec un à

deux grammes d'acide sulfurique par litre, puis à saturer cette urine par le sulfate d'ammoniaque. Il se forme ainsi des flocons bruns ; on filtre et on lave le précipité sur le filtre avec de l'eau acidulée et saturée de sulfate d'ammoniaque. Le résidu est pressé puis repris à chaud par l'alcool absolu additionné de quelques gouttes d'ammoniaque ; l'évaporation de l'alcool abandonne l'urobiline.

§ 2. — Caractères de l'urobiline.

Par les différents procédés que nous venons d'indiquer, on obtient une substance brun rouge, incristallisable, soluble dans l'eau et surtout dans l'eau additionnée d'une petite quantité d'acide ou dans l'eau légèrement alcaline, soluble dans l'éther, l'alcool, le chloroforme et l'alcool amylique.

D'après Saillet, l'urobiline extraite d'une urine normale, après oxydation du chromogène, est très soluble dans l'eau, qui l'enlève aux éthers, mais non pas au chloroforme, qui reprend cette substance à l'eau.

L'urobiline est complètement insoluble dans l'eau additionnée de sulfate d'ammoniaque.

Les solutions chloroformiques sont rouges ou roses, les solutions aqueuses sont jaunes.

En ajoutant de l'ammoniaque à une solution d'urobiline, on obtient une nuance rougeâtre avec fluorescence, si l'ammoniaque est en petite quantité ; si, au contraire, celle-ci est abondante, la solution prend une teinte jaune clair.

En traitant l'urobiline en solution alcoolique, ou même en solution aqueuse, par de l'ammoniaque et du chlorure de zinc, il se produit une fluorescence caractéristique.

Les réactions spectrales de cette substance sont ainsi définies par le professeur Hayem :

« L'urobiline en solution acide présente une bande à l'union du bleu et du vert. Dans un spectre dont la raie D correspond au n° 100 de l'échelle micrométrique, la bande d'urobiline se trouve à peu près à cheval sur 140 (limite gauche du bleu). Elle s'étend à gauche et à droite de cette ligne, de 135 à 148, formant une bande d'absorption large et nette, dont le maximum est situé entre 138 et 146, soit entre 500 et 485 longueurs d'onde.

Lorsque la solution d'urobiline a été traitée par l'ammoniaque et le chlorure de zinc, la bande se trouve reportée vers la gauche. Elle s'étend des divisions 128 à 137, etc., en s'entourant d'une ombre qui peut atteindre d'un côté 125 et de l'autre 140 ; le maximum d'absorption correspond à 130-135, soit à 518-505 longueurs d'onde. »

Ajoutons encore, comme caractère de l'urobiline, que cette substance est très diffusible, bien plus diffusible que les pigments biliaires vrais ou modifiés, mais moins diffusible toutefois que son chromogène. C'est là un fait établi par divers auteurs, en particulier par le professeur Hayem. MM. Achard et Morfaux, qui ont repris cette étude récemment, ont montré que, par ordre croissant de diffusibilité, il faut placer successivement les pigments, l'urobiline, l'indican et le chromogène de l'urobiline.

§ 3. — Urobiline physiologique et urobiline pathologique.

Ainsi caractérisée, l'urobiline existe-t-elle normalement dans l'urine ou sa présence dans ce liquide a-t-elle une signification pathologique ? C'est là un des points les plus diversement interprétés par les auteurs. Pour les uns, l'urobiline existe normalement dans les urines ; pour les autres, seules les urines pathologiques renferment cette substance.

Pour Jaffé, Nencki et Sieber, Gautrelet, Riva, etc., l'urine normale contient une certaine quantité d'urobiline.

Pour la plupart des auteurs, au contraire (Disqué, Vierordt,

Hoppe-Seyler, Esoff, Hayem, Tissier, Quincke, Mya, Patella, Saillet), l'urine normale ne renferme pas la moindre trace d'urobiline.

Ces deux manières de voir, en apparence si opposées au premier abord, sont faciles à accorder. Les résultats différents obtenus proviennent de la manière de rechercher l'urobiline et des conditions d'expérimentation dans lesquelles se sont placés les divers auteurs.

Si, en effet, on regarde au spectroscope l'urine fraîchement émise d'un individu sain, on n'observe pas la moindre raie d'urobiline; si, au contraire, on examine cette même urine après l'avoir traitée par l'eau iodo-iodurée, par l'acide acétique ou simplement après l'avoir exposée à l'air et à la lumière, on voit, à l'union du bleu et du vert, une raie d'intensité variable. Si l'on traite une urine par l'alcool, par l'éther, par l'alcool amylique et surtout par le chloroforme qui, ainsi que l'a montré Riva, dissout très facilement le chromogène, et si l'on additionne ensuite ces liquides de chlorure de zinc et d'ammoniaque, on voit se produire, surtout au bout d'un certain temps, une fluorescence légère.

Donc, suivant le procédé que l'on a employé, on constate l'existence ou l'absence de l'urobiline dans une urine normale.

Ces faits se comprennent bien, si l'on songe que toute urine renferme une quantité plus ou moins abondante d'une substance spéciale, chromogène de l'urobiline (Jaffé), urobiline réduite (Disqué), urobilinogène (Saillet), qui a la propriété de se transformer en urobiline par oxydation.

Lorsqu'on traite chimiquement l'urine normale, on en extrait son chromogène, et la légère fluorescence que l'on observe, après action du chlorure de zinc ammoniacal, est occasionnée par ce chromogène.

Lorsqu'on fait agir un oxydant sur l'urine, on transforme le chromogène en urobiline, dont la présence se traduit au spectroscope par l'existence d'une bande à l'union du bleu et du vert.

De même, quand on examine une urine normale exposée à

l'air et à la lumière, on observe encore la raie de l'urobiline, parce que l'air et surtout la lumière, ainsi que l'a montré M. Saillet, ont la propriété de transformer le chromogène en urobiline.

Voilà, croyons-nous, la raison des divergences entre les auteurs ; ce qu'il y a de sûr, c'est qu'une urine normale et fraîche examinée au spectroscope ne présente pas de bande d'absorption d'urobiline, et nous pensons qu'il faut conclure avec M. Saillet : toute urine fraîche qui, examinée au spectroscope, présente la raie de l'urobiline est anormale.

Une autre question a été soulevée, celle de savoir si l'urobiline que l'on obtient, en partant d'une urine normale, par oxydation du chromogène est identique à l'urobiline des urines pathologiques, dite urobiline fébrile.

Mac Munn est un des principaux champions de la théorie dualiste. Pour lui, l'urobiline physiologique est un produit d'oxydation, tandis que l'urobiline pathologique est un produit de réduction, et il pense que l'urobiline physiologique peut, par réduction, être transformée en urobiline pathologique.

Selon cet auteur, le spectre de l'urobiline physiologique et celui de l'urobiline pathologique sont différents ; tandis que l'urobiline normale produit, en tout et pour tout, une raie à l'union du bleu et du vert, l'urobiline fébrile donne naissance, dans l'orange, à deux autres bandes accessoires qui viennent s'adjoindre à la bande principale.

Jolles différencie, lui aussi, l'urobiline pathologique de l'urobiline physiologique ; la première provient de la réduction du pigment biliaire, et la deuxième de son oxydation. Pour lui, ces deux sortes d'urobiline se distinguent, en réalité, par ce fait que l'urobiline physiologique, après oxydation par une solution alcoolique d'iode ou de salpêtre, ne montre ni fluorescence, ni spectre caractéristique, tandis que l'urobiline pathologique, après les mêmes réactions, conserve ses particularités optiques et sa fluorescence.

Cette dernière manière de voir ne saurait être admise, car il est absolument certain — il suffit pour s'en convaincre de se reporter au travail de M. Saillet — que l'urobiline normale présente, après oxydation, un spectre caractéristique et aussi un certain degré de fluorescence.

Quant à l'opinion de Mac Munn, qui assigne à l'urine pathologique un spectre différent de celui de l'urobiline physiologique, elle est battue en brèche par les recherches de Beck. Cet auteur a montré, en effet, que les bandes dans l'orange sont dues à un corps surajouté : la stercobiline. Si l'urobiline est mêlée à la stercobiline, on a le spectre de l'urobiline pathologique de Mac Munn ; si les deux substances sont isolées, on trouve, pour l'urobiline, le spectre que nous avons décrit, et pour la stercobiline, le spectre avec bandes dans l'orange.

Aussi Beck conclut-il que Mac Munn, de même que Le Nobel, qui a obtenu artificiellement un groupe de corps analogues à l'urobiline (urobilinoïdine), opéraient sur un mélange d'urobiline et d'autres pigments.

L'avis de la plupart des auteurs qui se sont occupés de la question est conforme à celui de Beck ; ils pensent que l'urobiline physiologique et l'urobiline pathologique sont une seule et même urobiline.

Ransomm, au Congrès de Londres de 1897, a affirmé que l'urobiline physiologique et l'urobiline pathologique sont identiques.

De même, Riva est partisan de l'unité de l'urobiline, et de même Hammarsten, d'après qui les résultats différents obtenus par les auteurs tiennent probablement à l'impureté des corps examinés et à l'imperfection des méthodes employées.

Vitali conclut, lui aussi, à l'identité des deux urobilines.

C'est encore l'avis de M. Gautrelet, pour qui l'urobiline normale et l'urobiline pathologique sont un seul et même corps.

MM. Hayem et Tissier ne différencient pas non plus l'urobiline physiologique de l'urobiline pathologique.

Garrod et Hopkins, enfin, affirment, d'une manière formelle, l'identité entre l'urobiline normale et l'urobiline dite pathologique, et mettent sur le compte d'impuretés, qui troublent les produits, les différences décrites entre ces deux substances.

Si nous résumons maintenant les résultats précédents, qui ont la plus grande importance pour la question qui nous intéresse, nous dirons que, premièrement, à l'état physiologique, l'urine ne renferme pas d'urobiline, mais contient une substance nommée chromogène, urobiline réduite, urobilinogène, susceptible de se transformer, sous l'influence de corps oxydants ou par la simple action de la lumière, en urobiline et que, deuxièmement, l'urobiline normale, produite par oxydation du chromogène, ne paraît en rien différente de l'urobiline que l'on rencontre dans les urines pathologiques.

L'urobiline s'observe-t-elle physiologiquement en d'autres points de l'organisme ?

Elle paraît exister à l'état normal dans les fèces, d'où elle peut être isolée de la manière suivante. On traite les matières fécales normales par de l'alcool absolu additionné de 15 p. 100 d'acide sulfurique ; on filtre la solution obtenue ; on ajoute au filtrat du chloroforme et l'on verse le mélange dans un excès d'eau. Le chloroforme se sépare, entraînant en solution l'urobiline, que l'on peut recueillir par évaporation du chloroforme. On obtient ainsi une substance brune, soluble dans l'alcool et dans le chloroforme, décrite pour la première fois par Van Lair et Masius, et connue en France sous le nom de *stercobiline*. Traitée par le chlorure de zinc et l'ammoniaque, cette substance donne une belle fluorescence verte. Ce sont là des caractères communs à l'urobiline et à la stercobiline. Toutefois, le spectre de ces deux corps serait différent ; en effet, la stercobiline, isolée comme nous venons de l'indiquer, présente, outre la raie caractéristique à l'union du bleu et du vert, deux autres raies dans l'orange. C'est là le spectre que

Mac Munn assignait à l'urobiline fébrile ; nous avons déjà vu le pourquoi de l'adjonction de cette double raie ; cela tient, ainsi que l'a montré Beck, à ce que la substance ainsi isolée n'est pas pure et renferme, outre de l'urobiline, un autre pigment à qui Beck donne en propre le nom de stercobiline. C'est là aussi l'opinion de Riva, et, pour ces deux auteurs, les fèces renferment normalement de l'urobiline. Quincke, Jaffé, MM. Kiener et Engel, Hayem, Winter, Tissier, admettent de même l'existence d'un grande quantité d'urobiline dans les fèces, et ne la différencient pas de l'urobiline urinaire.

Certains auteurs considèrent que l'urobiline existe, à l'état physiologique, dans la bile. Tandis que Quincke, MM. Kiener et Engel, Mya, Giarré nient formellement ce fait, Jaffé, au contraire, dit avoir rencontré normalement l'urobiline dans la bile de certains animaux. Nencki et Sieber l'ont vue dans la bile de tous les animaux qu'ils ont examinés. MM. Hayem et Winter l'ont rencontrée constamment dans la bile de l'homme et dans celle du bœuf. Riva la considère comme normale dans la bile humaine. Vitali a toujours constaté la présence de cette substance dans la bile du chien, et, chez un homme affecté de fistule biliaire opératoire, il a trouvé une grande quantité d'urobiline dans la bile. Il est vrai, avoue-t-il, que, dans ce cas, l'examen bactériologique montra l'existence d'une grande quantité de colibacilles et de bacilles pyocyaniques. Chez des individus morts d'affections diverses, il a enfin constamment rencontré de l'urobiline dans la bile.

Contentons-nous, pour le moment, de signaler ces opinions ; nous aurons à les discuter longuement, quand nous serons arrivé à la question de l'origine rénale de l'urobiline.

Enfin, M. Gautrelet a prétendu que l'urobiline existe physiologiquement dans le sang et que cette substance est plus abondante dans le sang des veines sus-hépatiques que dans celui des vaisseaux afférents du foie. Nous ne saurions souscrire à cette manière de voir, puisque, ainsi que nous le démontrerons ultérieurement, il résulte pour nous d'examens répétés que, même dans des cas pathologiques où l'urobilinurie était très abondante, l'urobiline manquait complètement dans le sang.

§ 4. — Nature et origine de l'urobiline.

L'urobiline provient de deux sources : de l'hémoglobine et des pigments biliaires.

Transformation de l'hémoglobine en urobiline. — *In vitro*, on a pu produire de l'urobiline, en partant de l'hémoglobine ou plutôt de son dérivé, l'hématine ; ce corps, susceptible, d'ailleurs, de se transformer en hématoporphyrine, isomère de la bilirubine, donne, en effet, naissance, par action du zinc et de l'acide chlorhydrique, à de l'urobiline (Hoppe Seyler). La réaction assez complexe qui se produit ainsi est représentée par la formule suivante :

$$\frac{C^{32}H^{32}Az^4O^4Fe}{\text{Hématine}} + 4H^2O - FeO = \frac{C^{32}H^{40}Az^4O^7}{\text{Urobiline}}.$$

In vivo, de même, divers auteurs, et en particulier le professeur Hayem, ont constaté la fréquence de la transformation de l'hémoglobine en urobiline. Ils ont vu, en effet, dans des épanchements hémorragiques, dans des pleurésies hémorragiques par exemple, l'hémoglobine donner naissance à de l'urobiline.

C'est là un fait qui paraît bien démontré, et sur lequel nous n'avons pas à insister. Il nous faudra, au contraire, nous arrêter plus longuement sur la tranformation des pigments biliaires en urobiline.

Transformation des pigments biliaires en urobiline. — R. Maly, le premier, en traitant la bilirubine par l'amalgame de sodium, obtint un corps qui porte le nom d'*hydrobilirubine*, et qui présente les caractères suivants : c'est une poudre amorphe, brun rouge, faiblement acide, soluble dans l'éther, l'alcool, les hydrocarbures, le chloroforme, l'acide acétique, l'acide sulfurique, soluble, aussi, dans l'eau, mais moins que dans les précédents liquides. Les solutions alcalines de cette substance sont jaune ambré ; les solutions acides ont une couleur rouge brunâtre. Ces dernières, de même que les solutions neutres, présentent une bande d'absorption entre b et F ; les premières, au contraire, sont caractérisées par une bande plus faible et reportée un peu vers la gauche.

Les solutions ammoniacales additionnées de chlorure de zinc offrent une fluorescence accusée.

Ce sont là des caractères bien analogues à ceux de l'urobiline, et pourtant la question d'identité entre l'hydrobilirubine et l'urobiline a soulevé des discussions assez vives.

Disqué refuse tout d'abord de l'admettre, disant que l'hydrobilirubine n'est pas une substance pure ; mais il revient de son opinion première et il montre ultérieurement que l'action prolongée de l'amalgame de sodium sur la bilirubine aboutit, non seulement à la production de l'urobiline, mais même à celle d'une substance plus réduite encore que l'urobiline, à savoir le chromogène.

Stokwis admet bien l'identité de l'urobiline avec l'hydrobilirubine, mais il dit que ces substances sont très analogues, sinon semblables, à la cholétéline, produit ultime d'oxydation de la bilirubine.

De même, Jolles, par oxydation des pigments biliaires, obtient une substance qu'il identifie à l'urobiline et qui n'est autre que la cholétéline.

Liebermann, au contraire, montre que la cholétéline est différente de l'urobiline et donne des caractères différentiels entre ces deux substances. Parmi ceux-ci, les plus importants nous paraissent être l'absence de bande d'absorption dans la solution neutre de cholétéline, la faible solubilité de cette substance dans le chloroforme et sa non-solubilité dans l'éther, propriétés toutes différentes de celles de l'urobiline.

Cet auteur montre, en outre, qu'en traitant la cholétéline par l'amalgame de sodium, on revient à la bilirubine, tandis que la même opération transforme l'urobiline en chromogène; il prouve, enfin, que l'acide nitrique, agent d'oxydation par excellence, transforme l'urobiline en cholétéline, qui est le dernier degré d'oxydation de la bilirubine dans la réaction de Gmelin.

Mac Munn s'élève aussi contre l'opinion qui identifie l'hydrobilirubine à l'urobiline physiologique; pour lui, ces deux substances sont très différentes l'une de l'autre, et il admet, au contraire, que l'hydrobilirubine est identique à l'urobiline fébrile et à la stercobiline. Nous avons déjà vu que toutes ces substances n'en constituent, en réalité, qu'une seule, et, avec la plupart des auteurs, nous considérerons que l'urobiline et l'hydrobilirubine, dérivée de la bilirubine, sont une même substance, répondant à la formule $C^{32}H^{40}Az^4O^7$.

La transformation de la bilirubine en urobiline par action de l'amalgame de sodium n'est pas seulement le fait d'une réduction; il se produit encore un phénomène d'hydratation, et l'ensemble de la réaction peut être représenté par la formule :

$$\underset{\text{bilirubine}}{C^{32}H^{36}Az^4O^6} + H^2O + H^2 = \underset{\text{urobiline}}{C^{32}H^{40}Az^4O^7}.$$

La bilirubine n'est d'ailleurs pas le seul pigment biliaire capable de produire de l'urobiline ; ses dérivés oxydés peuvent aussi par réduction engendrer l'urobiline.

Nous avons déjà vu que la cholétéline, traitée par l'amalgame de sodium, donne naissance à la bilirubine ; mais la réduction peut être poussée plus loin, et l'action prolongée de l'amalgame de sodium sur la cholétéline aboutit à la production de l'urobiline.

La biliverdine, qui tient le milieu, au point de vue oxydation, entre la bilirubine et la cholétéline, peut se transformer spontanément en urobiline, lorsqu'elle est en solution alcoolique, ainsi que l'a montré M. Winter, et l'amalgame de sodium, lui aussi, peut convertir, par réduction, la biliverdine en urobiline, d'après la formule suivante :

$$\underset{\text{biliverdine}}{C^{32}H^{36}Az^4O^8} + H^6 = \underset{\text{urobiline}}{C^{32}H^{40}Az^4O^7} + H^2O.$$

L'urobiline est donc produite par la réduction des divers pigments biliaires; mais, comme nous l'avons déjà indiqué, chemin faisant, l'urobiline n'est pas le dernier terme de cette réduction.

Disqué a montré, en effet, qu'en prolongeant l'action de l'amalgame de sodium sur la bilirubine, on aboutit, en dernier lieu, au chromogène de l'urobiline.

Inversement, l'urobiline et son chromogène peuvent, par oxydation, régénérer les pigments qui leur ont donné naissance.

C'est ainsi que le chromogène, sous l'influence de l'eau iodo-iodurée, reproduit l'urobiline et que celle-ci, par action de l'acide nitrique, aboutit à la cholétéline (Liebermann), qui est un produit d'oxydation de la bilirubine.

Nous ne sachons pas, cependant, que l'on ait pu transformer l'urobiline en bilirubine ou en biliverdine ; les tentatives pour arriver à ce résultat n'ont donné naissance qu'à un pigment mal défini, le pigment rouge brun (Winter) ou à l'uroérythrine (Nencki et Sieber).

*
* *

En résumé, la bilirubine et ses produits d'oxydation, la biliverdine et la cholétéline, peuvent, par réduction, donner naissance à l'urobiline et même, si la réduction est intense et prolongée, au chromogène de l'urobiline.

Inversement, le chromogène reproduit, par oxydation, l'urobiline et même la cholétéline si l'oxydation est très énergique.

Entre les pigments biliaires et l'urobiline existe donc un lien
intimé, cette dernière substance n'étant autre chose que le
produit de réduction des pigments biliaires, et ce lien nous ser-
vira de base pour la théorie que nous allons défendre de l'origine
rénale de l'urobiline.

CHAPITRE II

PROCÉDÉS DE RECHERCHE DE L'UROBILINE

Recherche de l'urobiline dans les urines (par l'examen spectroscopique, par des procédés chimiques). Dosage de l'urobiline dans l'urine. — Recherche de l'urobiline dans le sérum et dans les exsudats pathologiques (par l'examen spectroscopique, par des procédés chimiques).

§ 1. — Recherche de l'urobiline dans les urines.

Le simple examen objectif de l'urine peut permettre, bien souvent, de se faire une idée sur la présence de l'urobiline dans ce liquide. Si, en effet, l'urine contenant de l'urobiline n'a pas une coloration spéciale, caractéristique, d'une part pourtant, elle offre, dans quelques cas, un certain degré de dichroïsme, d'autre part, les urines, ayant l'aspect hémaphéique, renferment, d'une manière presque constante, de l'urobiline ; aussi peut-on fréquemment, à première vue, penser que de telles urines sont urobiliniques, mais, seule, une recherche plus approfondie permet d'être affirmatif.

Les procédés de caractérisation de l'urobiline dans les urines sont fort nombreux et nous n'avons nullement l'intention de les indiquer tous ; nous mentionnerons seulement ceux qui nous paraissent les plus pratiques, en insistant spécialement sur les moyens dont nous avons fait un usage courant.

En définitive, ils sont tous basés sur la recherche des deux caractères les plus importants de l'urobiline, à savoir sa réaction spectrale et la fluorescence de ses solutions ammoniacales additionnées de chlorure de zinc, solutions présentant, elles aussi, un spectre caractéristique.

On peut donc diviser en deux grands groupes les divers procédés employés : procédés d'analyse spectrale, procédés d'analyse chimique contrôlée par l'examen spectroscopique.

Recherche de l'urobiline dans les urines par l'examen spectroscopique. — Quelques précautions doivent être prises lorsqu'on désire pratiquer cet examen. Les urines seront fraîches, si l'on veut différencier l'urobiline de son chromogène et n'auront subi ni l'action de l'air, ni surtout celle de la lumière ; les urines troubles seront filtrées et, si elles sont alcalines, il sera bon de les acidifier légèrement, le spectre des solutions acides d'urobiline étant plus facile à voir que celui des solutions alcalines.

L'examen peut être pratiqué à l'aide du grand spectroscope ; mais, le plus souvent, le simple petit spectroscope à vision directe, dont l'usage a été vulgarisé par le professeur Hayem, suffit pour les recherches cliniques.

Si l'urine renferme de l'urobiline, plusieurs cas peuvent se présenter.

Lorsqu'elle est peu colorée, on aperçoit tout le spectre, et, à l'union du bleu et du vert, apparaît la bande caractéristique.

Quand elle est moyennement teintée, on observe un certain degré d'effacement de la partie droite du spectre ; les rayons violets et indigo sont éteints, le bleu est moins éclatant qu'à l'état normal, mais on aperçoit quand même, très nettement, à l'union du bleu et du vert, la bande de l'urobiline.

Dans un troisième cas, enfin, l'urine est fortement colorée ; elle contient des pigments biliaires, ou bien elle est simplement beaucoup plus foncée qu'à l'ordinaire ; toute la partie droite du spectre est éteinte, et il est impossible de distinguer la raie de l'urobiline. Il suffit alors, ainsi que l'a indiqué le professeur Hayem, de verser avec précaution une faible quantité d'eau à la surface de l'urine pour que l'urobiline, très diffusible, passe dans cette eau.

En faisant porter l'examen spectroscopique en un point siégeant à l'union des deux liquides, urine et eau, on aperçoit facilement et distinctement la raie de l'urobiline. La diffusion n'est naturellement pas immédiate et, avant de conclure à l'absence d'urobiline dans une telle urine, il faut pratiquer des examens nombreux et répétés à intervalles rapprochés.

Le simple examen spectroscopique permet encore de reconnaître la présence du chromogène ; il suffit d'oxyder cette substance par l'eau iodo-iodurée pour voir apparaître la raie caractéristique du chromogène transformé en urobiline ou pour noter un accroissement de la raie déjà existante si l'urine était urobilinique.

Recherche de l'urobiline dans les urines par des procédés chimiques. — Le procédé auquel nous avons eu le plus souvent recours a été indiqué par Riva.

On agite dans un verre une petite quantité d'urine avec une égale quantité d'alcool amylique ; on laisse les deux liquides, de densité différente, se séparer ; on décante l'alcool amylique, qui surnage, et on le verse dans un tube à essai ; on ajoute quelques gouttes de chlorure de zinc ammoniacal et l'on agite ; il se produit, quand l'urine renferme de l'urobiline, une magnifique fluorescence verte. Lorsqu'on examine au spectroscope le liquide fluorescent, on voit une raie, non plus à l'union du bleu et du vert, mais un peu plus à gauche.

La fluorescence est immédiate ou presque, et nous pensons qu'il faut tenir compte seulement de cette fluorescence rapide. Avec presque toutes les urines, en effet, si l'on abandonne pendant un certain temps à l'air l'alcool amylique qui a servi à les traiter, on voit se produire une fluorescence légère, qui nous paraît tenir à ce que l'alcool amylique a dissous le chromogène contenu dans l'urine, lequel s'est oxydé sous l'influence de la lumière et de l'air. La fluorescence tardive ainsi produite n'est caractéristique, nous semble-t-il, que de la présence du chromogène.

L'un des procédés de Grimbert est à peu près le même que le précédent ; la seule différence consiste à diluer l'alcool amylique décanté d'une quantité égale d'alcool absolu.

Nous avons encore employé fréquemment la méthode suivante : on ajoute à 50 centimètres cubes des urines à examiner quatre gouttes d'acide chlorhydrique et 5 centimètres cubes de chloroforme. On agite modérément, on décante le chloroforme et on le recueille, après filtration, dans un tube sec. On l'additionne alors d'une quantité égale d'un réactif composé de : acétate de zinc, 10 centigrammes ; alcool à 95°, 100 grammes. Si les urines renferment de l'urobiline, on voit apparaître une fluorescence caractéristique.

Deroide recommande la technique suivante : on agite l'urine, non exposée à la lumière et légèrement acidulée, avec de l'éther acétique ; on laisse reposer, puis on décante l'éther et on examine au spectroscope. Si l'urine renfermait de l'urobiline, on observe une raie entre b et F ; s'il n'y a pas d'urobiline, il suffit d'ajouter quelques gouttes d'acide nitrique pour que le chromogène, dissous dans l'éther, s'oxyde, et, alors, on voit la raie d'urobiline.

Cet auteur indique encore la méthode suivante pour différencier l'urobiline du chromogène : on acidule l'urine par l'acide acétique et on l'agite avec l'éther acétique, qui enlève à l'urine son urobiline et son chromogène ; on s'assure, au spectroscope, que l'urobiline existe bien dans l'éther ; on fait alors diffuser celle-ci dans de l'eau et, pour caractériser le chromogène qui est resté dissous dans l'éther, il suffit d'ajouter à celui-ci quelques gouttes d'acide nitrique.

Nous n'avons employé qu'exceptionnellement cette méthode qui, pour les recherches que nous poursuivions, ne nous a pas paru supérieure au simple examen spectroscopique ou à la recherche de l'urobiline par l'alcool amylique ou par le chloroforme.

Le deuxième procédé indiqué par Grimbert consiste à porter à l'ébullition un mélange formé de parties égales d'urine et d'acide chlorhydrique, puis à ajouter, après refroidissement au-dessous de 15°, une petite quantité d'éther; l'éther qui surnage présente une teinte rouge fluorescente s'il existe de l'urobiline. Ce procédé est moins sensible que celui consistant à traiter l'urine par l'alcool amylique.

Nous n'avons guère employé non plus la technique de Katz, qui est la suivante : On agite 20 à 25 centimètres cubes d'urine avec 5 centimètres cubes de chloroforme; on décante celui-ci, on l'évapore, on dissout le résidu dans l'ammoniaque alcoolisée, puis on traite cette solution par le chlorure de zinc en excès. Après filtration, il se produit une fluorescence verte et une bande d'absorption entre b et F quand il existe de l'urobiline dans l'urine.

Toutes ces méthodes sont donc basées sur le même principe : extraire l'urobiline de l'urine, puis la caractériser dans le liquide qui a servi à l'extraction.

On pourrait encore employer une des techniques que nous avons indiquées à propos de la préparation de l'urobiline, mais, en somme, trouver l'urobiline dans l'urine, même quand elle y existe en quantité minime, est chose aisée et, pratiquement, nous n'avons guère fait usage que de l'examen spectroscopique et de la recherche par l'alcool amylique ou par le chloroforme.

Procédés de dosage de l'urobiline dans l'urine. — Mais si la caractérisation de l'urobiline dans l'urine est habituellement facile, il n'en est pas de même de son dosage.

Un certain nombre de procédés ont été proposés pour arriver à ce résultat. Ils sont tous assez compliqués.

Vierordt, dont la méthode est, croyons-nous, la plus ancienne, ayant dressé des tables des coefficients d'extinction du spectre pour les urines normales d'une part, pour des solutions d'urobiline d'autre part, appréciait approximativement, à l'aide de ces tables, la quantité d'urobiline contenue dans les urines.

Viglezio dose l'urobiline en recherchant combien il faut

ajouter de solution alcoolique de ce pigment à un mélange d'alcool, d'ammoniaque et de chlorure de zinc pour faire apparaître à la fois la fluorescence verte et la bande d'absorption.

Bogomolov considère l'urobiline comme un acide faible, qui serait le dernier à se saturer dans l'alcalinisation générale. Il neutralise donc un certain volume d'urine et reconnaît que l'urobiline n'est pas encore saturée, à la présence de son spectre acide et à la teinte verte que produisent quelques gouttes de sulfate de cuivre au millième. Il ajoute, alors, une solution titrée et étendue de soude jusqu'à ce qu'il obtienne, à la fois, le spectre alcalin, la fluorescence verte et une couleur rouge par addition de sulfate de cuivre. La quantité de solution titrée de soude qu'il a dû ajouter donne celle de l'urobiline.

Le procédé de M. Hénocque et celui de M. Gautrelet consistent à apprécier sous quelle épaisseur il faut examiner le liquide pour observer la raie d'urobiline.

Ces deux dernières méthodes sont infiniment plus simples que les précédentes; nous avions pensé un moment à en faire usage ; mais, somme toute, pour les recherches auxquelles nous nous livrions, il suffisait de reconnaître la présence ou l'absence de l'urobiline dans les urines et d'apprécier grossièrement sa plus ou moins grande quantité.

Les moyens qui nous servaient à rechercher l'urobiline nous permettaient d'arriver en même temps au deuxième résultat.

D'une part, en effet, comme le dit très justement le professeur Hayem, en opérant toujours dans les mêmes conditions sur de l'urine fraîche, on arrive, avec un peu d'habitude, à faire un véritable dosage de l'urobiline par la simple détermination de l'intensité de la réaction spectrale.

D'autre part, suivant que l'urine renferme une quantité plus ou moins grande d'urobiline, la fluorescence produite dans l'alcool amylique par le chlorure de zinc ammoniacal est plus ou moins marquée, pourvu, bien entendu, que l'on se place toujours dans des conditions identiques.

Nous avions donc là deux éléments d'appréciation de la quantité d'urobiline contenue dans l'urine et, comme nous étudiions surtout des cas où l'urobilinurie était marquée, nous n'avons pas cru devoir recourir aux procédés compliqués de dosage que nous avons indiqués.

§ 2. — Recherche de l'urobiline dans le sérum et dans les exsudats pathologiques.

Pour recueillir le sérum des malades nous avons employé la méthode recommandée par le professeur Hayem. On fait une piqûre à la pulpe du doigt et on laisse couler, goutte à goutte, le sang dans une éprouvette ; le sang se coagule et, après vingt-quatre heures de repos, le sérum a transsudé. On n'obtient ainsi qu'une quantité minime de sérum, 4 ou 5 centimètres cubes, dans les cas les plus heureux, et, pour pouvoir confirmer les résultats négatifs que nous avions obtenus dans la recherche de l'urobiline dans le sérum, nous avons été obligé d'examiner des quantités plus considérables de ce liquide.

Nous avons, dans quelques cas, recueilli le sang par applications de ventouses scarifiées ; quand des indications thérapeutiques se sont présentées, nous avons eu recours à la saignée ; enfin, nous avons expérimenté sur des quantités très considérables d'un liquide équivalent au sérum : le liquide ascitique.

L'examen objectif du sérum ne rend guère de services pour la caractérisation de l'urobiline dans ce liquide. Cette substance, en effet, douée d'un pouvoir colorant très faible, ne communique pas au sérum une teinte spéciale. Pourtant, dans quelques cas, ainsi que l'ont indiqué M. Hayem et ses élèves, M. Lenoble entre autres, le sérum contenant de l'urobiline présente un certain degré de fluorescence. Nous aussi, nous avons constaté ce fait, mais d'une manière exceptionnelle, et nous ne considérons pas la fluorescence du sérum comme pathognomonique de la présence d'urobiline, car, dans certains cas, nous avons observé des sérums fluorescents qui ne contenaient pas d'urobiline.

Pour reconnaître l'existence de l'urobiline dans le sérum, existence assez rare d'ailleurs, il faut donc avoir recours, soit à l'examen spectroscopique, soit à l'examen chimique.

Recherche spectroscopique de l'urobiline dans le sérum. — L'examen spectroscopique du sérum se pratique comme celui de l'urine et nous n'y insisterons guère.

Lorsque le sérum renferme de l'urobiline, on aperçoit, à l'union du bleu et du vert, la raie caractéristique.

Lorsqu'en même temps que de l'urobiline il contient des pigments biliaires, on est obligé de recourir à la méthode du professeur Hayem, c'est-à-dire qu'il faut verser avec précautions quelques gouttes d'eau iodée à la surface du sérum pour faire diffuser l'urobiline qui passe dans l'eau avant les pigments biliaires et qui peut ainsi être caractérisée.

Nous avons pu, par ce procédé, reconnaître la présence de l'urobiline dans le sérum, même en agissant sur de petites quantités de ce liquide; mais, le plus souvent, cette recherche a été négative, alors même que, dans l'urine, l'urobiline était extrêmement abondante.

Procédés chimiques de recherche de l'urobiline dans le sérum. — Dans les cas où nous disposions de quantités considérables de sérum recueilli par application de ventouses scarifiées et par saignée, ou bien de liquides ascitiques, nous avons opéré chimiquement pour caractériser l'urobiline.

Nous avons surtout employé le procédé de recherche par l'alcool amylique et par le chloroforme, dont nous avons déjà indiqué la technique, à propos de l'examen des urines.

Inutile donc d'insister, d'autant que nous serons obligé de revenir sur ce point, quand nous prouverons l'absence d'urobiline dans le sérum et dans le liquide ascitique.

Disons seulement qu'une petite difficulté se présente quand on traite ces liquides, soit par l'alcool amylique, soit par le chloroforme, en raison de l'émulsion qui se produit.

Pour ce qui est du chloroforme, quand on a soin de ne pas l'agiter trop vivement avec le sérum, on parvient à y dissoudre l'urobiline sans qu'il se forme une émulsion trop gênante.

Quant à l'alcool amylique, on obtient, le plus souvent, quand on mêle ce liquide avec le sérum, une émulsion assez stable. Toutefois, par centrifugation, on parvient à détruire la presque totalité de l'émulsion et on arrive, quand le sérum renferme de l'urobiline, ou quand, par mesure de vérification, on l'a additionné de cette substance, à des résultats très satisfaisants, plus sensibles que ceux donnés par le spectroscope.

D'autres méthodes ont encore été indiquées pour rechercher l'urobiline dans le sérum ou dans un liquide analogue, méthodes basées sur la précipitation de l'albumine, des pigments et de l'urobiline.

MM. Kiener et Engel ont recommandé un procédé de précipitations successives. On sature imparfaitement par du chlorure de zinc une quantité donnée du liquide à examiner; on filtre; le liquide filtré est saturé une deuxième fois par le chlorure, puis refiltré. On recommence cette même opération cinq ou six fois, jusqu'à précipitation complète. Les différents précipités sont recueillis et traités par un dissolvant, tel que l'alcool ou le chloroforme, dans lequel on caractérise l'urobiline.

D'autres auteurs ont préconisé la précipitation par l'alcool. Après coagulation complète de l'albumine, on filtre et on cherche à caractériser l'urobiline dans le liquide filtré. Puis, comme le précipité a pu entraîner l'urobiline, on le traite par l'alcool acidifié et on recherche à nouveau l'urobiline dans cet alcool.

Ces divers procédés, quand nous les avons employés, ne nous ont pas donné de meilleurs résultats que la méthode spectrale et la méthode d'examen par le chloroforme ou par l'alcool amylique ; aussi, est-ce à ces dernières techniques que nous avons eu recours habituellement (1).

(1) Nous avons caractérisé les pigments biliaires dans le sérum par l'examen de la coloration de ce liquide et par la recherche de la réaction de Gmelin, suivant le procédé du professeur Hayem. On place quelques gouttes d'acide nitrique dans le fond d'un petit tube de deux à trois millimètres de diamètre. A l'aide d'une pipette effilée, on dépose à la surface de cet acide le sérum à examiner. Celui-ci se coagule, et quand il renferme des pigments biliaires, on voit apparaître dans le coagulum un anneau bleu vert qui monte progressivement et qui est considéré comme pathognomonique.

CHAPITRE III

THÉORIES CLASSIQUES RELATIVES A LA PATHOGÉNIE DE L'UROBILINURIE

Théories hépatique, hématique, intestinale et pigmentaire ou histogénique.

L'urobiline n'existant pas normalement dans l'urine, sa présence dans ce liquide étant, au contraire, l'indice d'un état pathologique, des théories nombreuses ont été émises pour expliquer le phénomène de l'urobilinurie et pour déterminer quelle valeur séméiologique il faut lui attribuer

De ces théories, quatre sont devenues classiques en France et se retrouvent dans tous les travaux relatifs à l'urobilinurie ; ce sont : la théorie de l'origine pigmentaire ou histogénique de l'urobiline, la théorie de l'origine intestinale, la théorie de l'origine hématique, celle enfin de l'origine hépatique. A la vérité, cette dernière, édifiée et vigoureusement défendue par notre maître, le professeur Hayem, puis par ses élèves, en particulier par M. Tissier, est celle qui compte le plus de partisans.

Théorie hépatique. — La théorie de l'origine hépatique de l'urobiline est basée sur la fréquence, dans les cas d'urobilinurie, des modifications suivantes de l'organisme : d'une part, présence simultanée d'urobiline dans les urines, dans le sérum et dans la bile ; d'autre part, lésions du foie représentées, le plus souvent, par une dégénérescence graisseuse ou atrophique des cellules hépatiques.

L'urobiline est fabriquée par le foie lui-même devenu insuffisant et n'est pas un simple produit d'excrétion, car, dit le professeur Hayem, on ne peut invoquer, le plus souvent, aucune autre origine à ce pigment.

L'hémoglobine se transforme plus facilement, *in vitro* et dans l'intérieur du foie, en urobiline qu'en pigments biliaires ; aussi, lorsque le foie devient insuffisant, quand ses cellules sont en voie de dégénérescence ou d'atrophie, le pigment sanguin qui lui est apporté n'est plus transformé qu'en partie en bilirubine ; le reste est converti en urobiline qui est, en quelque sorte, le pigment du foie dégénéré. Cette urobiline, très diffusible, peut passer dans la circulation, sans que la bilirubine l'accompagne.

L'urobilinurie passagère s'explique, non plus par une dégénérescence graisseuse ou atrophique du parenchyme hépatique, mais bien par une altération momentanée de la cellule du foie, sous l'influence de substances toxiques ou d'organismes pathogènes.

L'altération permanente ou passagère de la cellule hépatique n'est d'ailleurs pas suffisante à expliquer l'intensité de l'urobilinurie ; celle-ci est proportionnelle, non pas seulement à la lésion de la cellule du foie, mais aussi à l'activité de la destruction globulaire ; une faible lésion hépatique peut entraîner une urobilinurie abondante dans le cas de destruction globulaire intense, et, inversement, une lésion avancée de la cellule hépatique ne s'accompagne que d'une urobilinurie minime dans les cas de destruction globulaire peu marquée.

Pour une même lésion hépatique, l'urobilinurie varie suivant l'intensité de la destruction globulaire. Le professeur Hayem donne l'exemple suivant : « Dans l'alcoolisme chronique, avec altération du foie, ou dans la tuberculose, on observe souvent une urobilinurie habituelle modérée. Survienne la plus petite cause de destruction globulaire, un léger mouvement de fièvre, une simple fatigue, et immédiatement l'urobilinurie s'accentue. Les matériaux qui, par un foie sain, seraient uniquement transformés en bilirubine, forment en partie de l'urobiline. »

Telle est la théorie de l'origine hépatique de l'urobiline ; la lésion du foie, passagère ou permanente, est le phénomène primordial, l'intensité de l'urobilinurie restant fonction de l'activité de la destruction globulaire.

La constatation de l'urobiline dans l'urine, surtout d'une manière permanente, aurait donc la plus haute importance pour juger de l'état de la cellule hépatique.

M. Hayem fait pourtant quelques restrictions à cette théorie. Pour lui, l'urobilinurie est habituellement l'indice du mauvais fonctionnement de la cellule hépatique ; mais il ne croit pas à une origine exclusive de l'urobiline et il admet parfaitement qu'en cas de destruction globulaire extrêmement intense, l'urobilinurie puisse se manifester, le foie étant dans un état d'intégrité absolue. Cet organe n'est alors frappé que d'une insuffisance relative ; ayant trop de travail à faire, la cellule hépatique transforme bien en bilirubine une certaine quantité de pigment sanguin; le reste est converti en urobiline, mais l'urobilinurie, observée dans ces cas, n'est pas symptomatique d'une lésion hépatique.

Théorie hématique. — D'une part, nous avons vu, dans un précédent chapitre, qu'on peut produire de l'urobiline en traitant l'hémoglobine ou plutôt un de ses dérivés, l'hématine, par le zinc et par l'acide chlorhydrique. D'autre part, M. Winter a noté qu'en abandonnant du sérum de bœuf coloré par de l'hémoglobine et soustrait à l'action de la putréfaction par du sulfate de magnésie ou par du sulfate d'ammoniaque, on voit ce sérum se décolorer peu à peu et présenter, à un moment donné, un spectre qui témoigne de la présence d'urobiline formée, évidemment, aux dépens de l'hémoglobine.

De là est née l'hypothèse de l'origine hématique de l'urobiline. Il y aurait une destruction considérable des globules rouges, l'hémoglobine serait mise en liberté et se transformerait en urobiline.

De fait, on observe fréquemment cette production d'urobiline dans des épanchements hémorragiques, ainsi que l'a montré M. Hayem.

Peut-être se forme-t-elle, dans ces cas, suivant le processus indiqué par Ajello.

Cet auteur, ayant constaté la présence d'urobiline dans des liquides kystiques, dans de l'ascite, dans des exsudats pleuraux et péritonéaux, sans que cette substance existât dans le sang, chercha à expliquer ce phénomène. Il préleva du sang et vit qu'en le conservant à 18°, ce liquide ne renferma jamais d'urobiline et qu'au contraire, après un séjour de vingt-quatre heures à l'étuve à 37°, il contint de l'urobiline; aussi l'auteur admet-il que l'urobiline observée dans les liquides pathologiques se forme aux dépens du sang épanché dans ces liquides, où il cesse de vivre.

Des expériences ont été tentées pour expliquer la production de l'urobilinurie par destruction de l'hémoglobine. C'est surtout à des injections d'eau distillée, substance hémolytique, que l'on a eu recours ; quand on répète ces expériences, on voit, surtout si l'injection est abondante, les urines devenir successivement hémoglobiniques, puis ictériques, en même temps qu'urobiliniques. Mais, en somme, l'urobilinurie ne se produit pas avant la cholurie, et il est permis de se demander, bien qu'on ait admis la plus facile transformation de l'hémoglobine en urobiline qu'en pigments biliaires, s'il en est bien ainsi et si, au contraire, l'hémoglobine ne se convertit pas d'abord en pigments biliaires, lesquels donnent ensuite naissance à l'urobiline, ainsi que semble le prouver l'élimination successive d'hémoglobine, puis de pigments biliaires et d'urobiline. On ne comprendrait pas bien, en effet, que l'urobiline, substance très diffusible, plus diffusible que les pigments biliaires, ne fût pas éliminée avant eux, si elle était née la première aux dépens de l'hémoglobine.

L'origine hématique de l'urobiline, pour admissible qu'elle soit théoriquement, ne paraît donc pas appuyée sur des faits bien probants et n'est plus guère soutenue aujourd'hui.

Théorie intestinale. — La théorie intestinale de l'urobilinurie, basée sur ce fait que, normalement, la bile, déversée dans l'intestin, est transformée, en grande partie, par des phénomènes de réduction et d'hydratation, en urobiline, dont on retrouve une quantité considérable dans les fèces, compte, au contraire, des défenseurs nombreux, parmi lesquels on peut citer : Maly, Gerhardt, Robin, Kunkel, Quincke, Muller, Hoppe-Seyler, Reale, Riva, Vitali, etc.

Mais cette théorie est diversement interprétée par les auteurs qui l'ont adoptée.

Pour les uns, il s'agit d'une origine intestinale proprement dite ; l'urobiline se forme en grande quantité dans l'intestin, et, comme cette urobiline est très diffusible, elle passe directement dans le plasma sanguin et dans l'urine.

Kunkel explique l'urobilinurie terminale, qu'on observe fréquemment dans les ictères biliphéiques, par la résorption, au niveau de l'intestin, d'urobiline provenant de la réduction de la bilirubine versée en abondance par le cholédoque, au moment de sa désobstruction.

Harley comprend ainsi la production de l'urobilinurie :

Le pigment biliaire, contenu normalement dans l'intestin, se transforme en un chromogène dépourvu de couleur, qui en reprend dans la partie inférieure de l'intestin. L'urobiline se forme normalement dans le gros intestin, au-dessous de la valvule iléo-cæcale et très rarement dans l'iléon ; cette formation correspond à la région de l'intestin où les putréfactions sont le plus intenses. L'accroissement de l'urobiline dans les urines, au cours des divers états pathologiques, indique une augmentation des putréfactions intestinales et sè rencontre dans des cas très différents : maladies infectieuses ou toxiques et hémorragies viscérales, pour peu qu'il existe une large destruction des globules.

Nous ne voulons pas nous étendre sur la discussion des diverses hypothèses émises. Nous nous contentons seulement de les exposer, pour montrer ensuite qu'elles ne peuvent expliquer, ni les unes ni les autres, les nombreux faits que nous avons observés; mais nous ferons remarquer qu'il serait vraiment malaisé, si la précédente théorie avait quelque valeur, de comprendre pourquoi l'urobilinurie est un phénomène pathologique et non pas un phénomène physiologique.

Plus satisfaisante est la *théorie hépato-intestinale*, qui fait provenir l'urobiline de l'intestin, mais explique son passage dans l'urine par l'insuffisance hépatique, absolue ou relative. A l'état normal, la bile arrivant dans l'intestin est transformée en hydrobilirubine, laquelle, très diffusible, est rapidement absorbée et rapportée au foie par la veine porte. Le foie, du fait de sa fonction bien connue d'organe d'arrêt, fixe l'urobiline pour la transformer ultérieurement. Si la cellule hépatique, en raison d'une altération, devient insuffisante, l'urobiline n'est plus arrêtée, elle passe dans la circulation ; l'urobilinémie, puis l'urobilinurie sont constituées.

Dans une deuxième hypothèse, le foie est suffisant, mais une trop grande quantité d'urobiline lui est apportée ; il devient relativement insuffisant ; une partie seulement de l'urobiline est fixée ; le reste pénètre dans le sang, puis dans l'urine.

Vitali résume ainsi cette théorie : les coefficients de l'urobilinurie sont la quantité d'urobiline que renferme l'intestin, l'absorption de ce contenu, l'incapacité de la cellule hépatique à retenir et à transformer l'urobiline, soit par insuffisance fonctionnelle, soit par altération anatomique. Aussi pourrait-on, au point de vue pathogénique, diviser les maladies en trois groupes :

celles qui augmentent la production de l'hémoglobine (processus hémolytiques, infectieux et toxiques), celles qui provoquent l'exagération de l'absorption intestinale (sténose intestinale, stase fécale) et celles où il existe une altération du foie; en réalité, il y a souvent coopération de deux ou trois de ces facteurs.

A tout prendre, et mise à part l'origine intestinale pure et simple, qui ne se comprend guère, la théorie de l'origine hépato-intestinale de l'urobiline n'est que bien peu différente de celle de M. Hayem, si l'on envisage la question de la valeur séméiologique de l'urobilinurie.

Analysons les faits et nous verrons, en effet, que les deux théories sont très voisines : l'insuffisance hépatique absolue ou relative étant le fait capital de chacune d'elles.

Dans un premier cas, le foie est insuffisant, du fait d'une lésion matérielle. D'après M. Hayem, la cellule, ainsi lésée, devient incapable de transformer l'hémoglobine en bilirubine et donne naissance à de l'urobiline; d'après les partisans de l'origine hépato-intestinale, la cellule ne fixe plus l'urobiline produite dans l'intestin et en laisse passer une certaine partie. C'est là le phénomène qui se produirait le plus souvent, et, en somme, la cause véritable de l'urobilinurie serait, dans l'une et l'autre théorie, la lésion hépatique. L'origine primitive importe peu au fond ; l'urobilinurie n'en constitue pas moins la représentation de l'altération du foie.

Dans un deuxième cas, le foie est suffisant en réalité; mais il y a un apport exagéré de produit à transformer; la cellule hépatique devient relativement insuffisante, et l'urobilinémie se produit.

Ce phénomène est dû, pour M. Hayem, à ce qu'il y a apport exagéré d'hémoglobine au foie; celui-ci transforme une partie de l'hémoglobine en bilirubine, et le reste passe à l'état d'urobiline. Les partisans de la théorie hépato-intestinale prétendent qu'il y a hyperproduction d'urobiline dans l'intestin, et que celle-ci, résorbée en grande quantité, est apportée en excès au foie, qui n'en fixe qu'une partie et laisse passer le reste. Mais pourquoi y a-t-il excès de production d'urobiline ? N'est-ce pas justement, le plus souvent, parce qu'il y a eu apport excessif de bile dans l'intestin, et cet apport exagéré dans cet organe n'est-il pas dû à l'hypercholie occasionnée par l'accroissement de l'hémolyse?

Somme toute, la théorie hépatique proprement dite et la théorie intestinale sont, à part quelques détails, à peu près identiques et aboutissent au même résultat : urobilinémie, puis urobilinurie, par le fait de l'insuffisance hépatique, insuffisance réelle le plus souvent, insuffisance relative dans quelques cas.

Théorie pigmentaire ou histogénique. — Reste enfin la théorie pigmentaire ou histogénique, dont les défenseurs français sont MM. Kiener et Engel et qui compte, à l'étranger, un nombre considérable de partisans : Kunkel, Cordua, Quincke, Langhans, Pellacani, Mya, Patella, Accorimboni, etc.

Cette théorie est basée sur les phénomènes, indiqués antérieurement, de transformation de la bilirubine, de la biliverdine et même de la cholétéline en urobiline, sous l'influence des agents réducteurs. Les tissus jouiraient de propriétés réductrices, et les pigments biliaires qui viennent les imprégner, dans les cas de cholémie moyenne, seraient transformés, grâce à ce pouvoir réducteur, en urobiline.

Les divers auteurs ne s'entendent pas sur le lieu de production de cette transformation ; pour les uns, c'est dans l'intimité des divers parenchymes que se fait la réduction ; pour les autres, le tissu cellulaire sous-cutané est le principal lieu du phénomène de la conversion de la bilirubine en urobiline.

Nous n'insisterons pas, pour le moment, sur ces phénomènes de transformation des pigments biliaires en urobiline dans les tissus, car nous aurons à les étudier à nouveau lorsque nous exposerons la théorie de l'origine rénale de l'urobiline, et nous dirons seulement que MM. Kiener et Engel envisagent ces phéno-

mènes comme un processus de défense de l'organisme contre
l'empoisonnement biliaire.

D'après eux, l'urobiline qui apparaît dans l'urine, dans cer-
taines conditions pathologiques, provient de la matière colorante
biliaire déposée dans les tissus, et cette formation d'urobiline
peut être considérée comme le procédé le plus avantageux dont
dispose l'organisme pour se débarrasser des pigments biliaires,
peu solubles, peu diffusibles, ayant une grande tendance à se
fixer dans les tissus.

Dans toutes ces théories, quelle que soit celle qu'on adopte,
un fait est constant : pour que l'urobilinurie se manifeste, il faut
qu'antérieurement l'urobilinémie se soit produite. Or, de l'examen
de cas extrêmement nombreux, parmi lesquels nous n'avons
choisi que les plus caractéristiques pour les rapporter dans
cette thèse, il résulte, pour nous, que l'urobilinurie sans urobilinémie est remarquablement fréquente.

Il est impossible d'expliquer ce phénomène par les théories
que nous venons d'analyser ; c'est pourquoi nous croyons qu'il
faut en adopter une autre, celle de l'*origine rénale de l'urobiline*,
et réserver les précédentes, notamment celle de l'insuffisance hépatique, défendue par M. Hayem, pour les cas d'urobilinurie avec
urobilinémie ; ces cas ne sont pas douteux, mais bien plus rares,
nous semble-t-il, qu'on ne l'admet en général

CHAPITRE IV

ORIGINE RÉNALE DE L'UROBILINE

Urobilinurie sans urobilinémie. — Explication de ce fait par l'hypothèse de l'origine
rénale de l'urobiline. — Faits théoriques et expérimentaux prouvant que l'origine
rénale de l'urobiline n'est pas seulement une hypothèse. — Explication par la
théorie rénale des cas d'urobilinurie. — Valeur séméiologique du symptôme urobilinurie.

Urobilinurie sans urobilinémie. — Dans une première com-
munication à la Société médicale des hôpitaux, puis dans son
son livre sur le Sang, notre maître, M. le professeur Hayem, a
donné une classification, acceptée aujourd'hui par la plupart des
auteurs, de l'état comparé du sérum et des urines dans les diverses maladies.

Il divise ainsi les modalités que l'on peut observer :

Type n° 1. — Urobiline seule dans le sérum et dans l'urine ;

Type n° 2. — Urobiline et pigments biliaires dans le sérum ;
urobiline seule dans l'urine ;

Type n° 3. — Pigments biliaires plus abondants dans le sérum
et traces d'urobiline ; urobiline dans l'urine, associée à des pigments biliaires modifiés ;

Type n° 4. — Pigments biliaires dans l'urine et dans le sérum,
avec ou sans urobiline.

A ces divers types, nous croyons qu'il faut en ajouter
un autre, infiniment plus fréquent que les précédents et caractérisé de la manière suivante :

Absence d'urobiline dans le sérum, qui contient des pigments biliaires ; urobiline dans l'urine, seule, ou, quelquefois, associée à des pigments biliaires.

C'est là le premier point qu'il nous faut démontrer pour édifier la théorie de l'origine rénale de l'urobiline, car c'est là le point capital.

Nous avons observé un nombre très considérable de ces faits. Nous pourrions citer plus de deux cents observations de ce genre ; mais nous ne retiendrons que cinquant-sept d'entre elles, qui nous paraissent typiques. Dans ces cas, en effet, l'urobilinurie était extrêmement intense ; le sérum contenait des pigments biliaires, mais ne renfermait pas la moindre trace d'urobiline.

Notre conviction à cet égard est basée sur les résultats négatifs fournis par l'examen spectroscopique et par l'analyse chimique du sérum.

1° Absence d'urobiline dans le sérum, constatée par l'examen spectroscopique. — Dans les cinquante-sept observations que nous rapportons à la fin de ce travail, l'examen spectroscopique a porté sur une quantité plus ou moins considérable de ce liquide.

Dans tous les cas et indépendamment de recherches plus complètes, nous avons recueilli le sang par piqûre du doigt. Presque toujours, le sang a coulé assez abondamment, et nous avons pu examiner le sérum dans des tubes mesurant, au minimum, un calibre de 6 à 7 millimètres.

Quelquefois, le sérum, toujours plus coloré qu'à l'ordinaire, n'était pas très foncé ; seuls, les rayons violets et indigo étaient éteints, et, si les sérums de ce genre avaient été urobiliniques, nous aurions pu constater, à l'union du bleu et du vert, la raie de l'urobiline « plus facile à voir dans le sérum que dans l'urine » (Lenoble), « nette dans le sérum, alors que, dans une couche d'urine de même épaisseur, la raie n'est pas visible » (Hayem).

Dans d'autres cas (c'étaient de beaucoup les plus fréquents) le sérum renfermait une quantité considérable de pigments biliaires, la partie droite du spectre était complètement éteinte.

Pour essayer d'apercevoir la raie d'urobiline, nous versions à la surface du sérum de l'eau iodée, mais, même par des examens répétés à maintes reprises et à intervalles rapprochés, il nous fut impossible de reconnaître la présence d'urobiline.

Souvent, en dehors de ce premier examen, nous avons contrôlé le résultat négatif obtenu, en faisant porter notre recherche sur une plus grande quantité de sérum.

Dans un certain nombre de cas, en effet, nous avons extrait du sang par ventouses scarifiées. Nous recueillions, de cette manière, un minimum de 15 centimètres cubes de sérum. Nous comparions alors l'urine et le sérum et nous les examinions dans des tubes à essai de même calibre, en recourant, le plus souvent, au procédé de l'addition à la surface des liquides d'une petite quantité d'eau, en raison de la coloration marquée des urines et surtout du sérum. L'urine présentait, toujours, une raie d'intensité extrême ; le sérum, au contraire, contenant, en général, une quantité assez marquée d'hémoglobine, par suite du procédé que nous avions employé pour l'obtenir, n'offrait pas la moindre bande d'absorption d'urobiline.

Enfin, nous avons eu l'occasion d'examiner au spectroscope des quantités plus considérables encore de sérum.

Les malades qui font l'objet des observations 16 et 17 étaient des urémiques ; l'indication d'une saignée se présentait et nous avons pu recueillir des quantités de sérum avoisinant 200 centimètres cubes. Nous avons placé ces liquides dans des éprouvettes de 8 centimètres de diamètre, et nous les avons soumis à l'examen spectroscopique. Le spectre était très obscurci, l'effacement, presque total, ne respectait que la partie gauche (1). Il va donc sans dire que nous étions obligé de recourir à l'addi-

---

(1) Nous ferons remarquer au passage qu'il ne faut pas considérer l'effacement de

tion d'eau à la surface du liquide pour tâcher de caractériser l'urobiline. Notre recherche fut encore négative, et cependant l'urobilinurie était intense.

Dans trois cas enfin, rapportés dans les observations 1, 2, 3, nous avons examiné, outre quelques centimètres cubes de sérum sanguin, une grande quantité de liquide ascitique, liquide équivalent, au moins en ce qui concerne la présence d'urobiline, au sérum sanguin. On ne saurait en effet admettre que ce pigment, extrêmement diffusible, pût ne pas passer dans le liquide ascitique, alors qu'il existe dans le sérum.

Nous disposions alors de grandes quantités de liquide; aussi avons-nous opéré, dans chacun de ces cas, sur 1 litre de liquide, placé dans une éprouvette d'un calibre de 8 centimètres. A la surface, nous versions une certaine quantité d'eau iodée et nous faisions ensuite des examens à des intervalles très rapprochés, toutes les demi-heures environ. Ces examens étaient pratiqués durant toute la journée qui suivait la ponction, et le lendemain encore ; à aucun moment, il ne nous fut possible de déceler la présence de l'urobiline.

L'examen spectroscopique, pratiqué sur de grandes quantités de sérum ou de liquide ascitique, examinées sous une épaisseur considérable, confirmait donc nos premiers résultats et nous prouvait l'absence d'urobilinémie, malgré l'existence d'une urobilinurie intense.

---

la portion droite du spectre comme pathognomonique de la présence des pigments biliaires. Ainsi que l'a très bien dit M. Hayem, ceux-ci n'ont pas de réaction spectrale qui leur soit propre et n'effacent la partie droite du spectre qu'à titre de matières colorantes. Nous avons pu constater, en effet, que toute solution jaune ou rouge (en dehors des spectres qui peuvent lui être spéciaux) produit un pareil effacement. Toutefois, comme, dans le sérum, l'excès de coloration est dû le plus souvent à la présence de pigments biliaires ou à l'exagération du pigment normal, qu'avec M. Gilbert nous avons nommé sérochrome et dont nous rappellerons ultérieurement l'intime parenté avec les pigments biliaires, l'examen spectroscopique du sérum, au point de vue de la détermination de la présence des pigments biliaires, a une certaine importance; il vient contrôler les résultats fournis par le simple examen de la coloration du sérum; il a la même valeur, mais n'est pas plus pathognomonique que lui.

2° *Absence d'urobiline dans le sérum et dans le liquide ascitique, constatée par l'examen chimique.* — L'examen spectroscopique du sérum ou du liquide ascitique nous ayant révélé l'absence d'urobiline dans ces liquides, nous avons voulu constater chimiquement le même phénomène.

C'est principalement au procédé de caractérisation de l'urobiline par l'alcool amylique et par le chlorure de zinc ammoniacal que nous avons eu recours ; celui-ci nous avait donné des résultats si excellents et d'une si grande sensibilité, pour les urines, que nous avons employé la même méthode pour l'examen du sérum.

Nous verrons, ultérieurement, qu'il faut faire quelques réserves sur la sensibilité de cette réaction appliquée à l'étude du sérum ; mais nous dirons, dès maintenant, que, si ce procédé de recherche est un peu moins sensible pour le sérum que, pour les urines, il est facile de remédier à ce manque de sensibilité, pour peu que l'on puisse examiner une quantité suffisante de liquide.

Voici les résultats auxquels nous sommes arrivé par cette méthode :

Dans les cas où nous disposions de faibles quantités de sérum, nous n'attendions guère plus de cette recherche que de l'examen spectroscopique et, de fait, pas plus par l'alcool amylique que par le spectroscope, nous n'avons pu déceler la présence de l'urobiline dans les sérums que nous examinions.

Lorsque nous étions en possession de plus grandes quantités de sérum, extrait par la méthode des ventouses scarifiées, nous agitions ce sérum avec une quantité égale d'alcool amylique ; nous laissions reposer ; si l'émulsion persistait trop longtemps, nous centrifugions et, de cette manière, nous détruisions la plus grande partie sinon la totalité de cette émulsion. Après décantation de l'alcool amylique, nous évaporions celui-ci jusqu'à le réduire à 3 ou 4 centimètres cubes, que nous additionnions de quelques gouttes de chlorure de zinc ammoniacal. Les résultats de nos recherches furent négatifs; il ne se produisit aucune fluorescence.

En opérant de même sur les sérums que nous avions obtenus en grande quantité par saignée, nous ne sommes pas arrivé davantage à caractériser l'urobiline dans ces liquides.

Enfin, nous avons recherché, toujours par la même méthode, l'urobiline dans de grandes quantités de liquide ascitique.

Nous prenions jusqu'à 2 litres de ce liquide, que nous divisions en portions de 200 centimètres cubes. Nous traitions chacune d'elles par une quantité sensiblement égale d'alcool amylique. Une partie de l'alcool se séparait, une autre restait en émulsion, que nous détruisions, en presque totalité, par centrifugation. Tout l'alcool amylique décanté était réuni, puis évaporé, jusqu'à réduction à quelques centimètres cubes, que nous additionnions d'une faible quantité de chlorure de zinc ammoniacal. Jamais, dans les cas dont nous rapportons les observations, nous n'avons pu obtenir la moindre fluorescence ou la plus légère réaction spectrale.

Nous avons contrôlé quelquefois ces recherches par une autre méthode, dont nous avons déjà expliqué la technique.

Traitant le liquide ascitique, non plus par l'alcool amylique, mais par le chloroforme, nous décantions celui-ci, puis nous l'évaporions et, après réduction à quelques centimètres cubes, nous l'additionnions du réactif : alcool, acétate de zinc.

Par ce procédé, comme par le précédent, nous avons constaté l'absence d'urobiline dans le liquide ascitique.

Les mêmes recherches, faites par M. Broquin, interne en pharmacie du service de M. Gilbert, sur le liquide ascitique de la malade qui fait l'objet de notre observation n° 1, donnèrent aussi un résultat négatif, et nous nous croyons en droit de conclure, de par l'examen spectroscopique et de par l'analyse chimique, à l'absence d'urobilinémie, malgré l'intensité extrême de l'urobilinurie.

Objections aux résultats précédents. — On pourrait faire un certain nombre d'objections au fait que nous avançons de l'urobilinurie sans urobilinémie, relatives les unes à l'existence même de ce fait, les autres à sa fréquence.

La première et la plus importante serait que, pour prouver l'existence de l'urobilinurie sans urobilinémie, nous n'avons fait usage que de moyens peu sensibles.

Nous ferons d'abord remarquer que, dans tous les cas rapportés dans ce travail, l'urobilinurie était extrême et que, par conséquent, étant données les théories admises ordinairement, l'urobilinémie aurait dû être marquée, elle aussi, de même qu'à une cholurie nette correspond une cholémie facilement reconnaissable.

Cela devrait suffire ; mais c'est pour répondre à cette objection que nous avons eu recours aux examens par l'alcool amylique, et il nous faut montrer, maintenant, non seulement que cette méthode est plus sensible que l'examen spectroscopique, mais encore qu'elle est très sensible et permet, quand on la pratique comme nous l'avons fait, de retrouver, dans le sérum et dans le liquide ascitique, des traces minimes d'urobiline.

Nous avons d'abord comparé la sensibilité de la réaction par l'alcool amylique à celle de la réaction spectrale dans la recherche de l'urobiline dans l'urine.

Opérant sur une urine urobilinique, dont nous avions préalablement oxydé le chromogène, nous la diluyons jusqu'au moment où cette urine, examinée dans un tube à essai, ne donnait plus de raie d'urobiline. Prenant alors 50 centimètres cubes de cette urine diluée, nous l'additionnions de son volume d'alcool amylique ; nous agitions les deux liquides, puis nous les laissions se séparer ; nous décantions l'alcool amylique ; nous le placions dans le même tube à essai qui nous avait servi préalablement pour l'examen de l'urine et nous l'additionnions de quelques gouttes de chlorure de zinc ammoniacal ; la fluorescence apparaissait, et, au spectroscope, une bande se montrait, légère, mais nette, un peu à gauche de l'union du bleu et du vert.

En même quantité dans un volume donné, l'urobiline est donc plus facile à caractériser dans l'alcool amylique que dans l'urine. En outre, il est aisé de concentrer l'urobiline dans l'alcool, en traitant, par une faible quantité de ce liquide, un volume plus considérable de l'urine à examiner. Cette méthode de recherche permet alors de caractériser les moindres traces d'urobiline contenues dans une urine. Elle doit donc être considérée comme plus sensible que la méthode spectrale, d'une manière absolue, et, surtout, du fait de la concentration possible de l'urobiline dans un faible volume d'alcool.

Nous avons recherché ensuite si le procédé d'extraction de l'urobiline par l'alcool amylique donne des résultats aussi sensibles dans le sérum ou dans le liquide ascitique que dans l'urine.

Nous avons constaté qu'il n'en est rien. En effet, nous avons pris, d'une part, 10 centimètres cubes d'urine urobilinique, que nous avons dilués dans 40 centimètres cubes d'eau, et, d'autre part, 10 centimètres cubes de cette même urine, que nous avons mêlés à 40 centimètres cubes d'un liquide ascitique, prélevé à une malade atteinte de néoplasme péritonéal et dont les urines ne contenaient pas d'urobiline.

Nous avons alors agité, pendant un même temps, chacun des deux mélanges avec une égale quantité d'alcool amylique, que nous avons décanté après séparation.

Dans l'alcool qui avait servi à traiter le mélange eau et urobiline, une fluorescence intense se produisit, par addition de chlorure de zinc. Dans l'alcool qui avait été agité avec le mélange urine et ascite, la fluorescence fut très nette aussi, mais un peu moins intense.

Cela nous paraît tenir à ce que l'ascite est un liquide albumineux, car, en opérant suivant la même technique sur de l'eau albumineuse, c'est-à-dire en diluant l'urine dans ce nouveau liquide, nous avons noté la même diminution de sensibilité. Il est vraisemblable que ce fait tient à ce que l'alcool amylique pro-duit une émulsion en partie indestructible avec l'albumine, émulsion qui retient une petite quantité d'urobiline ; peut-être, aussi, cela est-il causé par un certain degré de précipitation de l'albumine par l'alcool, précipitation entraînant un peu d'urobiline, qui ne se dissout pas dans l'alcool amylique.

Peu importe l'explication ; retenons seulement ce fait : la recherche de l'urobiline dans les liquides albumineux, par l'alcool amylique et le chlorure de zinc, donne des résultats un peu moins sensibles que ceux obtenus par la même méthode appliquée à une urine, et, surtout, rappelons-nous ceci, qui découle de l'expérience précédente : quand on traite par l'alcool amylique un liquide albumineux contenant de l'urobiline, une petite quantité de ce pigment reste dans le liquide albumineux, mais la majeure partie est dissoute par l'alcool amylique. Il suffit donc, pour que la réaction devienne sensible, d'opérer sur de grandes quantités de liquide et de réduire ensuite l'alcool à un faible volume.

Il fallait enfin voir si le procédé de recherche par l'alcool amylique est plus sensible que l'examen spectroscopique pour déceler la présence d'urobiline dans le sérum.

Voici comment nous sommes arrivé à ce résultat :

Prenant une certaine quantité d'ascite, nous lui ajoutions un peu d'urine urobilinique et nous arrivions, par tâtonnements, à constater qu'à un certain degré de dilution, nous ne pouvions plus caractériser par le spectroscope l'urobiline dans ce mélange. Si nous regardions sous une faible épaisseur, nous ne voyions rien ; si nous augmentions l'épaisseur, le spectre s'éteignait ; nous additionnions alors le liquide d'une faible couche d'eau ; mais la quantité d'urobiline contenue dans le mélange était si faible que, même après des examens répétés et une longue attente, nous n'arrivions pas à la reconnaître, d'une manière certaine, par l'examen spectroscopique.

Agitant alors une grande quantité du liquide dilué avec de l'alcool amylique, puis, après décantation, concentrant cet alcool par évaporation, nous arrivions à obtenir une fluorescence nette et une raie très manifeste.

La réaction chimique est donc beaucoup plus sensible que la réaction spectrale, à condition de disposer d'une quantité considérable de liquide à examiner.

Même en opérant sur des dilutions extrêmement étendues, nous avons toujours pu retrouver, par ce procédé, l'urobiline, que nous avions ajoutée à un sérum ou à un liquide ascitique. Nous considérons donc la méthode comme très sensible et, des résultats négatifs qu'elle nous a donnés, nous nous croyons en droit de conclure à l'absence d'urobilinémie dans les cas que nous avons observés, cas dans lesquels cependant l'urobilinurie était extrêmement intense.

Cette première et importante objection réfutée, les autres ne sont que secondaires.

On pourrait prétendre que l'examen du liquide ascitique n'a pas la même valeur que celui du sérum. Ce liquide, en effet, doit bien renfermer de l'urobiline quand le sérum en contient, car ce fait ne serait pas compréhensible, étant donnée la grande diffusibilité de l'urobiline, mais peut-être s'est-il produit avant l'existence de l'urobilinémie.

Cette objection aurait quelque valeur s'il s'agissait seulement d'examens pratiqués sur des liquides ascitiques provenant d'une première ponction. En effet, ce liquide pourrait alors avoir une origine ancienne et s'être produit avant l'entrée des malades à l'hôpital, quand l'urobilinurie n'existait pas encore. Si peu vraisemblable que soit cette hypothèse, il faudrait en tenir compte ; mais nos examens n'ont pas porté seulement sur des liquides recueillis par une première ponction : ils ont été répétés à chaque paracentèse, alors que, dans l'intervalle, l'urine avait pu être examinée quotidiennement et qu'on avait constaté ainsi la persistance de l'urobilinurie. Tout le liquide ascitique s'était donc produit en pleine période d'urobilinurie intense et, si l'urobilinémie avait coexisté avec l'urobilinurie, nous aurions dû retrouver de l'urobiline dans le liquide ascitique.

Une autre objection pourrait être que, dans le sérum et dans le liquide ascitique, l'urobiline subit des modifications telles que les examens ordinaires ne révèlent pas sa présence dans ces liquides.

Tout d'abord, de nombreux auteurs ont signalé l'existence de l'urobiline dans le sérum, et nous-même l'avons constatée dans ce liquide, un certain nombre de fois, soit par l'examen spectroscopique, soit en la recherchant à l'aide de l'alcool amylique. Ces transformations ne seraient donc pas constantes. Existent-elles dans quelques cas ? Nous ne le croyons pas, pour les raisons suivantes.

Nous avons recherché, *in vitro*, si l'urobiline subit, de la part du sérum ou d'un liquide analogue, des modifications quelconques. A cet effet, nous avons additionné un liquide ascitique d'urobiline et, en ayant soin de le placer à l'abri de la lumière et d'empêcher sa putréfaction, nous avons toujours pu, même après plusieurs jours, retrouver l'urobiline que nous y avions placée.

Mais il peut rester un doute lorsque l'on conclut des faits qui se passent, *in vitro*, à ceux qui se produisent dans l'organisme.

Chez nos malades, l'urobiline aurait pu se transformer en une autre substance, en chromogène par exemple.

Il n'en est rien, l'urobiline n'était pas à l'état de chromogène dans le sérum, ni dans le liquide ascitique, car nous avions toujours soin d'additionner préalablement les liquides que nous examinions d'eau iodo-iodurée, de façon à oxyder le chromogène qui aurait pu s'y trouver et à le transformer en urobiline.

On pourrait encore supposer que l'urobiline était convertie, dans le sérum, en une matière impossible à caractériser chimi-

quement ou spectralement. Un bel exemple de telles transformations est fourni par le bleu de méthylène. Lorsqu'on
injecte cette substance à un chien, celui-ci se met, au bout
d'un certain temps, à uriner bleu. Si l'on prélève, à ce moment,
son sérum, on constate qu'il ne présente pas la moindre coloration, et cependant il contient bien du bleu, puisqu'il suffit de
l'injecter à un autre chien pour qu'après quelques instants,
le deuxième animal urine bleu.

Existe-t-il de telles transformations de l'urobiline dans le
sérum? A priori, cela ne semble pas vraisemblable, car, dans
certains cas, nous le répétons, nous avons vu de l'urobiline dans
ce liquide, alors qu'on n'observe jamais de bleu dans le sérum.
Mais, pour nous convaincre complètement, nous avons fait pour
l'urobiline ce qu'on avait fait pour le bleu de méthylène. Nous
avons saigné un malade atteint d'urémie et présentant une
urobilinurie intense. Son sérum, préalablement examiné, ne donnait pas la moindre réaction caractéristique de l'urobiline. Nous
en avons injecté 150 centimètres cubes à un chien, et celui-ci n'a
pas présenté d'urobilinurie.

Pour toutes ces raisons, les sérums que nous avons examinés
nous paraissent donc bien ne pas avoir contenu d'urobiline modifiée.

On pourrait enfin soulever une objection relative à la fréquence
de l'urobilinurie sans urobilinémie, nous dire que, dans plusieurs de nos cas, nous disposions de quantités trop faibles de
liquide pour pouvoir affirmer l'absence d'urobiline dans le sérum,
que, par conséquent, il faut tenir compte seulement de ceux où
les examens spectroscopiques et chimiques ont pu être pratiqués
en grand, sur des quantités considérables soit de sérum, soit d'un
liquide analogue. Cela restreindrait donc la fréquence du phénomène urobilinurie sans urobilinémie, fréquence qui nous paraît
considérable et nous fait regarder la production de l'urobiline par
le rein, non pas comme rare, mais bien comme usuelle et ren-

dant compte de la plus grande partie des cas d'urobilinurie.

Mais, comme le dit le professeur Hayem, lorsque l'urobiline existe dans le sérum, elle acquiert dans ce liquide une telle tension que la raie est facilement visible, sous une certaine épaisseur, alors que, sous cette même épaisseur, on ne la voit pas dans l'urine correspondante. Or, si, dans un certain nombre de nos observations, les recherches n'ont porté que sur une quantité relativement faible de sérum, cette quantité était toujours suffisante pour que l'examen pût être pratiqué sous une épaisseur d'au moins 6 à 7 millimètres, et tandis que, dans le sérum, on ne voyait aucune bande à l'union du bleu et du vert, dans les urines correspondantes, au contraire, l'urobiline était nettement visible sous cette épaisseur.

Les analyses compliquées, sur lesquelles nous nous sommes étendu préalablement, étaient seulement destinées à confirmer les résultats obtenus par le simple examen spectroscopique ; mais nous ne croyons pas que l'on doive retenir seulement les cas dans lesquels ces analyses ont été faites.

Toutes nos observations nous paraissent probantes, et nous en concluons non seulement que l'urobilinurie sans urobilinémie existe bien, mais encore que c'est un état très fréquent, beaucoup plus fréquent que celui dans lequel coexistent l'urobilinurie et l'urobilinémie.

Nous ne sommes, d'ailleurs, pas le seul à avoir reconnu l'absence de l'urobiline dans le sérum, alors que l'urobilinurie est intense.

Nous trouvons un exemple de ce fait dans le livre du Sang de M. Hayem et nous croyons devoir le rapporter, car il se rapproche beaucoup de ceux que nous avons observés. Il s'agissait d'un malade atteint d'ictère hémaphéique, au cours d'une asystolie cardiaque ; les urines étaient franchement urobiliniques, le sérum contenait des pigments biliaires modifiés, l'urobiline y était douteuse, et M. Hayem, en commentant cette observation, re-

connaît que l'urobiline observée dans les urines devait avoir
pour cause la transformation dans l'organisme des pigments biliaires modifiés, sans qu'il précise le lieu de cette transformation.
Il ajoute, d'ailleurs, que ce fait n'est pas en contradiction avec les
considérations développées antérieurement par lui, pour détruire
la théorie de l'origine pigmentaire de l'urobiline, les pigments
modifiés éliminés par l'urine sous forme d'urobiline étant
produits, comme cette dernière substance, par un foie plus ou
moins profondément altéré.

Leube, ayant pratiqué une injection de pilocarpine à un malade
atteint d'ictère et dans l'urine de qui s'observait une quantité
considérable d'urobiline, provoqua une abondante sudation, et dans
la sueur, il observa une quantité notable de bilirubine, mais
pas d'urobiline. Il en conclut que, dans ce cas, le sérum renfermait des pigments biliaires, mais pas d'urobiline. Toutefois
M. Tissier, répétant cette expérience, constata de même l'absence d'urobiline dans la sueur, et pourtant l'examen du sérum de ce malade lui permit de conclure à l'existence de l'urobilinémie. Le fait signalé par Leube ne doit donc être admis
que sous réserves.

Patella, appliquant un vésicatoire à un malade atteint d'urobilinurie, recueillit la sérosité qui s'en écoulait et n'y trouva pas
d'urobiline.

Quincke n'a jamais rencontré cette substance dans le sérum.

Mya, enfin, a obtenu des résultats très comparables aux
nôtres ; dans quelques cas, il a reconnu la présence de l'urobiline dans le sérum ; mais, le plus souvent, il n'a pas pu la caractériser dans ce liquide. Il a notamment constaté son absence
chez divers malades présentant une urobilinurie marquée, au
cours d'ictères occasionnés par une angiocholite catarrhale, par
de la lithiase biliaire accompagnée d'infection secondaire, par de
l'emphysème sénile avec stase hépatique, par l'influenza et
par une infection puerpérale.

Vue déjà par d'autres auteurs, l'absence d'urobilinémie, au cours d'une urobilinurie marquée, ne laisse donc pour nous aucun doute, et nous ne saurions souscrire à la manière de voir de M. Tissier qui dit, en *addendum*, dans sa thèse : « Nous n'avons pas envisagé l'hypothèse de la transformation, au niveau du rein ou dans les voies urinaires, du pigment biliaire ; en effet, on trouve simultanément de l'urobiline dans l'urine et dans le sérum et, si le malade succombe, dans la bile. »

Ceci nous paraît vrai dans certains cas, mais souvent, très souvent même, l'urobilinémie manque dans les cas d'urobilinurie très intense.

Explication de l'urobilinurie sans urobilinémie par l'hypothèse de l'origine rénale de l'urobiline. — Dans les diverses théories admises pour expliquer le symptôme urobilinurie, théories hématique, hépatique, intestinale, hépato-intestinale et même dans la théorie pigmentaire, comprise comme elle l'est par la plupart des auteurs, qui admettent la transformation du pigment biliaire dans l'intimité des tissus en général, l'urobilinémie doit précéder l'urobilinurie. S'il existe de l'urobilinurie, il doit y avoir préalablement de l'urobilinémie, et, si celle-ci manque, l'urobilinurie est impossible.

Or, nous venons de démontrer que, bien souvent, au contraire, on observe une urobilinurie intense, sans qu'il y ait d'urobilinémie. Mais, dans ces cas, si l'urobiline manque dans le sérum, les pigments biliaires existent dans ce liquide. On trouve alors réalisé le type suivant : dans le sérum, des pigments biliaires, mais pas d'urobiline ; dans l'urine, pas de pigments biliaires le plus souvent, urobiline, au contraire, extrêmement abondante.

On ne peut expliquer ce fait que de deux manières : l'urobiline a pris naissance aux dépens des pigments biliaires au niveau du rein ou bien elle s'est formée dans l'intérieur même de la vessie.

D'après cette dernière manière de voir, l'urine renfermerait du chromogène en grande quantité ; celui-ci s'oxyderait dans la vessie, grâce à l'oxygène du sang, contenu dans les parois de la vessie, et passerait à l'état d'urobiline. Cette théorie n'est pas soutenable ; en effet, on a décelé la présence de l'urobiline dans l'urine recueillie par cathétérisme de l'uretère, et le simple raisonnement suffit à détruire une pareille supposition. Toute urine normale renferme, en effet, une certaine quantité de chromogène ; il suffirait donc que cette urine séjournât un temps plus ou moins long dans la vessie pour qu'on y trouvât ou non de l'urobiline. A des mictions rapprochées les unes des autres correspondraient des urines contenant seulement du chromogène ; à des mictions éloignées répondraient, au contraire, des urines renfermant de l'urobiline. L'expérience est facile à faire et permet de constater l'absence d'urobiline dans l'urine d'un individu sain, si retardées qu'aient pu être les mictions.

Reste donc l'hypothèse de l'origine rénale de l'urobiline, d'après laquelle cette substance se formerait dans le rein, aux dépens des pigments biliaires. Cette hypothèse nous paraît entièrement satisfaisante, et nous allons montrer que les faits théoriques et l'expérimentation sont bien en faveur de cette manière de voir.

Faits théoriques et expérimentaux prouvant que l'origine rénale de l'urobiline n'est pas une simple hypothèse. — Nous avons longuement insisté préalablement sur la transformation possible des pigments biliaires en urobiline. Nous avons vu que la bilirubine se convertit en urobiline par des phénomènes de réduction et d'hydratation, que, si la réduction est poussée plus loin, l'urobiline ainsi produite se transforme, à son tour, en chromogène, que, par des phénomènes de réduction, la biliverdine et la cholétéline, produits d'oxydation de la bilirubine, se transforment, elles aussi, en urobiline. Il faut donc nous demander si, au niveau du rein, peuvent se passer des phénomènes de réduction et aussi des phénomènes d'hydratation.

Le pouvoir réducteur du rein est établi par les expériences d'Erlich. On peut en trouver le résumé dans le livre du professeur Gautier « La chimie de la cellule vivante », d'où nous extrayons le passage suivant :

« La méthode d'Erlich consiste à faire pénétrer dans le sang, durant la vie, à l'état de sels de soude solubles, le bleu d'alizarine ou celui de céruléine, substances très colorées, mais aptes, en s'unissant à l'hydrogène, à donner des corps incolores.

La disparition de la couleur bleue permet de déterminer, à simple vue, le pouvoir réducteur, hydrogénant de chaque tissu.

Après que ces injections ont été faites, on ouvre l'animal et on examine aussitôt la coloration de ses divers organes. Ces expériences ont donné les résultats suivants :

Après l'injection, le sérum du sang est bleu, ainsi que la lymphe et la synovie. D'autres tissus, au contraire, sont complètement décolorés. Parmi les organes glandulaires qui produisent une réduction très énergique, il faut d'abord placer le foie. Ses coupes sont tout à fait exemptes de bleu au microscope, sauf la lumière des canaux biliaires. Les cellules hépatiques constituent donc un milieu éminemment réducteur.

La partie centrale des reins reste très bleue, tandis que l'écorce est complètement décolorée. »

La portion centrale du rein, c'est-à-dire celle qui correspond, purement et simplement, aux voies d'excrétion de cet organe, ne possède donc pas de pouvoir réducteur ; la région corticale, celle qui constitue, en quelque sorte, la partie noble de l'organe, celle dans laquelle se produisent les phénomènes de sécrétion, jouit, au contraire, d'une puissance réductrice considérable.

Dautre part, dans des communications faites à l'Académie des sciences, MM. Abelous et Gérard, puis M. Gérard seul, ont montré que le rein a un pouvoir hydratant paraissant être le résultat d'une action diastasique.

Il résulte donc de ces faits que le rein jouit des propriétés voulues pour transformer la bilirubine, ou même ses dérivés oxygénés, en urobiline et peut-être même en chromogène.

Expérimentalement, d'ailleurs, nous avons pu produire ce phénomène.

Plaçant des reins de lapins ou de chiens, préalablement lavés, puis broyés, dans une solution de bilirubine, nous avons abandonné le mélange à l'abri de l'air, de la lumière et de la putréfaction.

Après quarante-huit heures, nous avons filtré et nous avons traité le liquide filtré par l'alcool amylique ; nous avons additionné celui-ci de chlorure de zinc ammoniacal et nous avons ainsi vu se manifester une fluorescence assez nette, avec spectre d'absorption caractéristique de l'urobiline. Une même solution de bilirubine, abandonnée dans des conditions semblables, n'avait subi aucune transformation en urobiline.

Pour toutes ces raisons, cliniques, théoriques et expérimentales, nous pensons donc que la théorie de l'origine rénale de l'urobiline est fondée sur des bases sérieuses et qu'elle seule permet d'expliquer les faits que nous avons observés.

Objections à la théorie rénale. — Il nous faut examiner maintenant s'il n'existe pas des raisons empêchant d'admettre la théorie que nous soutenons.

L'objection qui nous paraît la plus sérieuse est la suivante : Dans les cas d'ictère intense, on constate, dit-on, de la bile dans l'urine et pas d'urobiline. Cela est absolument certain ; mais, tout d'abord, ce fait n'est pas constant, et il nous paraît plutôt rare. On peut, en outre, l'expliquer assez facilement de la manière suivante : il est très permis de supposer, en effet, que le rein, recevant une très grande quantité de pigments biliaires à transformer en urobiline, est, en quelque sorte, stupéfié et perd son pouvoir réducteur par un phénomène d'inhibition ; les pigments biliaires passent alors dans l'urine sans être transformés en urobiline. Ceci ne nous paraît pas une pure hypothèse, car, dans un cas que nous venons d'observer, l'ictère était très intense, l'urine contenait en abondance des pigments biliaires, mais ni urobiline, ni chromogène ; quelques jours plus tard, l'ictère ayant un peu diminué, l'urine était encore riche en pigments biliaires, mais contenait, en outre, une quantité considérable d'urobiline. Il est, d'ailleurs, établi, aujourd'hui, qu'à la phase terminale des ictères intenses, il se produit un phénomène qu'on a qualifié du nom d'hémaphéisme secondaire. Pendant la période de déclin de ces ictères, les pigments biliaires diminuent dans les urines et, en même temps, apparaît de l'urobiline; puis, finalement, de l'urobiline seule se manifeste dans les urines. Le rein, ne recevant plus qu'une quantité modérée de pigments biliaires, redevient apte à les transformer en urobiline, et, quand ces pigments ne sont plus apportés qu'en quantité moyenne, tout est à nouveau converti en urobiline.

On a pu dire que, dans ces cas, la persistance de l'urobiline avait une grande importance, au point de vue du pronostic, parce qu'elle témoignait de l'existence d'une altération de la cellule hépatique. Si le pronostic, dans de tels cas, doit être réservé, n'est-ce pas, comme nous le pensons, parce qu'il témoigne tout simplement de la persistance de la cholémie et de la lésion qui a entraîné le passage de la bile dans le sang?

Bien plus, divers auteurs, Mya et Patella en particulier, ont établi que, dans l'ictère par stase biliaire, il existe constamment, au début de l'affection, une phase d'urobilinurie. Nous ne pouvons pas fournir d'observations en faveur de cette manière de voir, mais ce que nous avons vu, à maintes reprises, c'est que, lorsqu'on lie le cholédoque à un chien, il existe d'abord de l'urobilinurie et que celle-ci cesse seulement au bout de quelques jours. Le traumatisme hépatique pourrait évidemment être incriminé ; mais nous avons voulu, quand même, rapporter ce fait, qui est bien conforme à ce que les précédents auteurs ont observé chez l'homme. Quoi qu'il en soit, on peut alors diviser en trois phases l'état des urines dans de tels cas : première période, urobilinurie; deuxième période, bilirubinurie; troisième période, urobilinurie.

Ces faits se comprennent admirablement bien, si l'on admet la théorie de l'origine rénale de l'urobiline. Au début, stase biliaire commençante ; le rein, en vertu de son pouvoir réducteur, transforme en urobiline les pigments qui lui sont apportés en quantité moyenne. Puis la stase augmente, les pigments biliaires arrivent au rein en très grande quantité ; pendant un certain temps, peut-être toujours, dans quelques cas, le rein continue à transformer une partie des pigments en urobiline, l'excès passe directement dans l'urine à l'état de pigments biliaires ; puis, le rein, succombant à l'effort qu'il doit produire, perd sa propriété réductrice, la bilirubinurie pure est constituée, il n'y a plus d'urobiline et même, comme dans un cas que nous venons d'observer, il n'existe plus, dans l'urine, de chromogène de l'urobiline. Vienne alors la stase biliaire à diminuer, le rein retrouve son pouvoir réducteur, et l'urobiline apparaît dans l'urine, pour disparaître seulement lorsque la cholémie a complètement cessé.

Quelle autre théorie, parmi celles qui ont été émises, serait capable de rendre aussi bien compte des faits observés ?

L'origine hématique de l'urobiline ne saurait être soutenue dans ce cas, la destruction globulaire n'ayant rien à faire avec les phénomènes de stase biliaire.

Quant à l'origine hépatique, nous ne voyons pas bien le foie, insuffisant au début et à la fin de la maladie, quand la lésion causale commence et quand elle est près de disparaître, devenir, au contraire, suffisant en pleine période d'état.

On comprendrait, à la rigueur, dans la théorie hépato-intestinale, qu'il puisse y avoir urobilinurie à la fin de la maladie : la bile apportée en excès dans l'intestin, du fait de la désobstruction du cholédoque, donnerait naissance à une très grande quantité, d'urobiline, qui passerait dans l'urine ; mais elle ne rendrait nullement compte de l'urobilinurie initiale.

La théorie pigmentaire dont, en somme, la théorie rénale est une variante, conforme aux faits observés d'urobilinurie sans urobilinémie, pourrait expliquer l'urobilinurie initiale et l'urobilinurie terminale ; mais, étant donnée la fréquence de l'absence d'urobiline dans le sérum dans les cas de cholémie, nous croyons être dans le vrai en soutenant la théorie rénale.

La bilirubinurie pure, dans les ictères intenses, ne détruit donc pas notre théorie ; bien au contraire, l'urobilinurie observée au début et à la fin de tels ictères, ne trouve d'explication que dans la théorie rénale, et l'objection devient une preuve.

Une deuxième critique peut paraître assez sérieuse, à première vue, critique basée sur l'existence physiologique de l'urobiline dans la bile. Comment alors expliquer l'absence d'urobiline dans le sérum, en cas de cholémie ?

Pour que cet argument eût de la valeur, il faudrait que le fait fût rigoureusement démontré et que l'urobiline existât en quantité notable dans la bile. Or, les données sur lesquelles on s'appuie pour admettre l'existence de l'urobiline dans la bile sont sujettes à discussion, et, de leur analyse, il résulte que, si la bile contient normalement de l'urobiline, elle n'en renferme qu'une quantité minime.

Divers auteurs ont bien pu retirer de l'urobiline de la bile du chien. Qu'est-ce que cela prouve au point de vue de la présence de l'urobiline dans la bile humaine ? Ne sait-on pas que la bile des divers animaux présente, au point de vue des pigments, des différences considérables, différences non seulement quantitatives mais encore qualitatives : la bile de bœuf et celle du mouton, par exemple, contiennent une substance pigmentaire spéciale, la cholohématine, qu'il est impossible de retrouver dans la bile des autres animaux.

Pour ce qui est de l'homme, on ne peut examiner la bile que dans deux conditions ; après la mort ou chez des malades porteurs de fistules biliaires. De ces derniers cas, il ne faut tenir aucun compte, car l'infection est fatale, et l'on sait, ainsi que l'a montré Beck, que les microbes transforment la bilirubine en urobiline ; quant aux résultats *post mortem*, nous croyons qu'ils n'ont pas beaucoup plus de valeur, car les auteurs qui ont trouvé des quantités notables d'urobiline dans la bile n'ont pu prélever ce liquide qu'un temps assez considérable après la mort. Quoi d'étonnant à ce que l'on retrouve dans ces conditions de l'urobiline dans la bile humaine ? Lorsqu'on se reporte aux travaux de Beck, on voit justement que ce sont les bactéries de la putréfaction qui transforment le plus facilement la bile en urobiline.

Nous savons bien que Hammarsten a observé une petite quantité d'urobiline dans la bile d'un supplicié. Mais est-ce là un fait constant ? Il est bien difficile de se prononcer à ce sujet.

Dans tous les cas, admettons que l'urobiline se trouve dans la bile à l'état physiologique ; elle n'y existe certainement pas en grande quantité, puisque des observateurs tels que MM. Engel et Kiener, Quincke n'ont pas pu la déceler dans ce liquide. La résorption d'urobiline, en cas de stase biliaire, serait alors très faible, tellement faible qu'on ne peut retrouver l'urobiline dans le sérum, ni même dans les urines.

En effet, dans les cas d'ictère par obstruction complète des voies biliaires, dans ceux justement où toute la bile est résorbée, on n'observe ni urobilinémie, ni urobilinurie ; c'est seulement lorsque la résorption est encore partielle ou lorsqu'elle diminue, qu'on observe de l'urobilinurie, mais sans qu'il existe d'urobilinémie.

Nous ne conclurons donc pas à l'absence totale de l'urobiline dans la bile ; mais, du fait que certains auteurs ne l'ont pas retrouvée dans ce liquide, du fait que nous n'avons pas pu la caractériser dans le sang, dans des cas de rétention complète de bile, nous dirons que, si elle existe dans la bile, ce n'est qu'en quantité minime. Cela ne prouve rien contre la théorie de l'origine rénale de l'urobiline ; car, dans les cas que nous avons pas observés, l'urobilinurie était extrêmement intense, et ce n'est la rétention de la faible quantité d'urobiline contenue dans la bile qui aurait pu être la source de l'urobilinurie constatée.

Explication par la théorie rénale des états pathologiques s'accompagnant d'urobilinurie. — Les diverses objections que l'on pourrait élever contre la théorie de l'origine rénale de l'urobiline nous paraissent donc sans valeur, et cette théorie nous semble fondée sur des bases sérieuses. Voici comment elle permet d'expliquer les divers états pathologiques s'accompagnant d'urobilinurie sans urobilinémie.

Dans tous les cas il y a cholémie; mais, suivant l'intensité de la cholémie, des symptômes divers sont observés. Tout ou partie des pigments biliaires sont convertis en urobiline; les téguments sont modifiés ou non, et l'on pourrait décrire de nombreux types cliniques. Parmi ceux-ci, les plus fréquents nous paraissent être les suivants.

Lorsque, pour une raison ou pour une autre, la cholémie vient à se produire, moyennement marquée, les pigments biliaires qui ont pénétré dans la circulation arrivent au niveau du rein et sont totalement transformés par lui en urobiline. Si les urines sont abondantes, elles conservent leur coloration ordinaire, le type *ictère acholurique* est constitué. Si, au contraire, les urines sont rares, concentrées, elles présentent une coloration foncée, l'addition d'acide nitrique nitreux y fait naître une coloration brun acajou, on se trouve en présence du syndrome *ictère hémaphéique*.

Dans ce premier degré, d'ailleurs, les téguments n'offrent pas toujours une teinte nettement ictérique. C'est ce qu'on observe notamment dans la cholémie simple familiale, décrite par MM. Gilbert et Lereboullet, et dans laquelle la peau peut présenter des aspects divers : apparence absolument normale, coloration jaune mat, teint de l'oriental ou du créole, teint chlorotique sans décoloration des muqueuses, teint bilieux, xanthelasma, pigmentations et masque, taches de rousseur, etc. ; on pourrait désigner ces types cliniques sous les noms de *cholémie anictérique et acholurique avec urobilinurie* et de *cholémie subictérique et acholurique avec urobilinurie*.

A un degré plus marqué de cholémie, le rein devient incapable de transformer la totalité du pigment qui lui arrive, et l'on observe dans les urines, outre de l'urobiline, des pigments biliaires ; c'est *l'ictère biliphéique*.

Si, enfin, la cholémie devient extrême, le rein, en quelque sorte stupéfié, perd son pouvoir réducteur, ne transforme plus les pigments biliaires en urobiline, la cholurie est alors pure. Mais, dans ces cas, à la période initiale et à la période terminale, c'est-à-dire quand la cholémie est moins intense, on observe soit une association d'urobilinurie et de cholurie, soit, purement et simplement, de l'urobilinurie ; c'est une autre variété de *l'ictère biliphéique*.

Mais ce ne sont pas seulement les cas pathologiques que la théorie rénale peut expliquer ; elle paraît aussi rendre compte de la présence, dans une urine normale, du chromogène de l'urobiline. Ce n'est encore là qu'une hypothèse, mais elle est très vraisemblable, et voici comment nous l'envisageons.

Il existe normalement, dans le sérum, une matière colorante que, pour ne préjuger en rien de sa nature et simplement pour rappeler qu'elle colore le sérum, nous avons nommée avec M. Gilbert *sérochrome*.

Nous n'avons pas à entrer ici dans son histoire ; mais nous rappellerons qu'elle présente avec les pigments biliaires une parenté telle qu'il est bien difficile de la différencier de ces pigments et de juger, dans certains cas, si l'on a affaire à de la cholémie ou à de l'hypersérochromie.

Si l'on se reporte, en effet, aux descriptions des auteurs qui se sont occupés de la question, et spécialement à celle de Thudichum, qui a particulièrement étudié cette substance, on voit que le sérochrome présente les caractères suivants :

« La lutéine (lipochrome, sérochrome) est une substance jaune, soluble dans l'alcool, dans l'éther et dans le chloroforme, insoluble dans l'eau, soluble dans certains liquides albuminoïdes, comme celui des kystes de l'ovaire et le sérum sanguin. La lutéine se colore en bleu par l'acide nitrique. » Ajoutons qu'au spectroscope une solution de jaune d'œuf, c'est-à-dire une solution de lutéine, produit un effacement spectral absolument semblable à celui qu'occasionnent les solutions de pigments biliaires.

La seule caractéristique, qui permettrait de différencier le sérochrome d'avec les pigments biliaires, serait, d'après Tudichum, la forme des cristaux de cette substance. Or, de recherches poursuivies, depuis près d'un an, par un chimiste distingué de nos amis, M. Choay, il résulte que la cristallisation des lipochromes est sinon impossible, du moins fort difficile, puisque ses tentatives de cristallisation de cette substance sont demeurées infructueuses.

On donne encore, comme procédé de différenciation, la réaction par la lessive de soude : la bilirubine pouvant être extraite facilement d'une solution chloroformique par la lessive de soude, les lipochromes ne présenteraient pas la même propriété. Ceci les différencierait de la bilirubine, mais pas des autres pigments biliaires voisins, qui, eux non plus, ne donnent pas cette réaction.

Nous ne cherchons nullement à identifier le sérochrome aux pigments biliaires ; nous voulons seulement montrer qu'ils sont proches parents, et, pour le moment, nous ne pouvons dire à son sujet que ce que nous avons déjà écrit avec M. Gilbert : « Tout en ne pouvant être distingué par nous des pigments biliaires, étant données les réactions dont nous disposons, le sérochrome est-il différent de ceux-ci, ainsi qu'on l'admet communément après Tudichum, ou bien est-il identique aux pigments biliaires ? »

Nous ne saurions nous prononcer ; mais ce qui nous paraît évident, c'est la parenté intime qui unit ces corps.

Il est vraisemblable, alors, de supposer, que le sérochrome, sous l'influence de l'action réductrice du rein, est capable de se transformer en urobiline et en chromogène, de même que la bilirubine et la biliverdine, et que c'est là l'origine du chromogène existant dans toute urine.

Un fait clinique est bien en faveur de notre manière de voir. Qu'observe-t-on chez les tuberculeux, au point de vue de l'urobilinurie ? Voici ce que disent, à ce sujet, M. Hayem et M. Tissier. Chez les malades dont l'évolution de la tuberculose est lente, l'urobilinurie n'existe guère ; à la période ultime, l'urobilinurie est rare ; elle s'observe, au contraire, constamment chez les malades ayant une tuberculose rapide à marche aiguë.

Voici, d'autre part, les modifications que l'on peut constater dans le sérum de ces malades. Il résulte des recherches poursuivies par notre maître, le professeur Gilbert, et par nous, qu'au fur et à mesure de l'évolution de la tuberculose, le sérum se décolore jusqu'à devenir complètement incolore, semblable à de l'eau claire. Plus l'évolution est rapide, plus le sérum perd rapidement sa coloration.

N'est-ce pas la destruction exagérée du sérochrome chez ces malades qui rend compte de l'urobiline observée dans leurs urines ? Si la maladie marche lentement, décoloration lente, pas d'urobiline ; si la maladie évolue rapidement, destruction rapide du sérochrome, urobilinurie ; à la période ultime, enfin, le sérum est décoloré totalement, plus d'urobilinurie et même plus de chromogène de l'urobiline.

Un malade que nous avons pu suivre, depuis plus d'un an, fournit un exemple typique du fait que nous avançons.

C'est un jeune homme appartenant à une famille de cholémiques et cholémique lui-même ; il entre à l'hôpital pour des symptômes douteux de tuberculose pulmonaire ; son sérum, très coloré, donne une réaction de Gmelin très intense, mais ne contient pas d'urobiline. Ses urines, au contraire, renferment une quantité considérable de cette substance. La maladie progresse, un pneumo-thorax se produit ; le sérum se décolore, mais continue à donner la réaction de Gmelin ; l'urobilinurie persiste ; le sérum continue à se décolorer et cesse de donner la réaction de Gmelin ; l'urobilinurie existe encore un certain temps, mais finit par disparaître. Actuellement, le sérum du malade est presque complètement incolore. Non seulement on ne trouve plus d'urobiline dans l'urine, mais même le chromogène y est douteux.

Nous ne prétendons pas que toutes les urobilinuries des tuberculeux puissent s'expliquer ainsi, car nous avons constaté, dans quelques cas, de l'urobiline dans le sérum de ces malades ; mais nous pensons que, lorsque l'urobilinémie manque chez eux, l'urobilinurie est due à la destruction rapide du sérochrome.

La transformation du sérochrome en urobiline nous paraît donc extrêmement probable ; celle de l'urobiline en chromogène se produisant par un phénomène de réduction, il nous paraît vraisemblable de faire dériver du sérochrome le chromogène de l'urobiline qu'on observe dans les urines normales, et voici comment nous concevons ce phénomène.

A l'état physiologique, le sérum renferme une matière colorante, le sérochrome, dont la parenté avec les pigments biliaires est très proche ; sous l'influence de l'action réductrice du rein, cette substance, au moment de son élimination, est transformée en une autre très réduite, le chromogène de l'urobiline.

La théorie de l'origine rénale de l'urobiline prend donc une grande extension ; elle explique non seulement les phénomènes pathologiques, mais peut-être aussi les faits physiologiques, et elle peut être résumée de la manière suivante : le rein réduit, à l'état normal, le sérochrome et, dans les cas de cholémie, les pigments biliaires. On trouve alors réalisés les types suivants.

A l'état physiologique, le sérochrome, contenu dans le sérum, passe dans l'urine, transformé en chromogène de l'urobiline.

A l'état pathologique, les pigments biliaires qui ont pénétré dans le sang sont éliminés sous forme d'urobiline, si la cholémie est moyenne, sous forme d'urobiline et de pigments biliaires, quand la cholémie est intense. Dans les cas extrêmes, le rein, perdant son pouvoir réducteur, laisse passer les pigments sans les transformer ; mais il conserve ou retrouve ce pouvoir réducteur, au commencement et à la fin de telles cholémies.

Il y a là une sorte de processus de défense de l'organisme; les pigments biliaires étant toxiques, le rein les transforme en des substances beaucoup plus diffusibles et plus facilement éliminables, l'urobiline et son chromogène.

Telle est la seule théorie qui nous paraît pouvoir rendre compte de la production de l'urobiline, dans les nombreux cas où l'urobilinurie coexiste avec l'absence d'urobilinémie.

Mais nous ne voudrions pas laisser supposer que nous regardons le rein comme l'unique source de l'urobiline urinaire.

Nous admettons, au contraire, que, dans quelques cas (nous pourrions en citer des observations personnelles), l'urobilinémie existe et qu'alors il faut admettre d'autres modes de production de l'urobiline. Les théories pigmentaire, sanguine, intestinale et surtout la théorie hépatique, si vigoureusement soutenue par notre maître, le professeur Hayem, retrouvent alors tous leurs droits ; mais, nous le répétons, ces cas nous paraissent relativement rares, et nous pensons que, le plus souvent, l'urobilinurie reconnaît pour cause la cholémie, les pigments biliaires qui ont pénétré dans la circulation se transformant en urobiline, au niveau du rein, par des phénomènes de réduction.

Valeur séméiologique de l'urobilinurie. — Que devient alors la valeur séméiologique de l'urobilinurie?

Sous l'impulsion du professeur Hayem, on en avait fait un véritable signe d'insuffisance hépatique ; l'urobiline était le pigment du foie malade.

Que l'urobilinurie ait, dans quelques cas, cette signification, nous ne prétendons pas le contraire.; mais, pour nous, le plus souvent, l'urobilinurie est simplement la conséquence de la cholémie.

Elle s'associe quelquefois à la cholurie ; mais elle peut être le seul symptôme urinaire de la cholémie dans les cas d'ictères acholuriques ou hémaphéiques, par exemple, et l'on conçoit pourquoi l'on a pu décrire des ictères urobiliniques. On n'examinait pas le sérum; on se contentait de regarder la couleur de la peau et d'analyser les urines. Celles-ci contenaient beaucoup d'urobiline, et l'on mettait sur son compte la coloration jaune des téguments. De tels ictères sont bien, en effet, des ictères urobilinuriques, ou plutôt avec urobilinurie; mais ce ne sont pas des ictères urobiliniques, puisque, comme on l'a déjà montré, il n'y a pas d'urobiline dans la peau et puisque, comme nous venons de le prouver, s'il existe des pigments biliaires dans le sérum, celui-ci ne contient pas d'urobiline.

Conséquence de la cholémie, l'urobilinurie peut s'observer quel que soit l'état du foie. C'est ainsi qu'on la rencontre chez des malades dont les fonctions hépatiques sont normales ou même exaltées. Cela ressort nettement de ∣nos observations 53 et 54, dans lesquelles l'urobilinurie était abondante, malgré l'hyperfonction du foie, prouvée par la fixation de quantités énormes de glycose et par une augmentation très marquée de l'urée éliminée quotidiennement.

Fréquemment aussi, l'urobilinurie existe en même temps que l'insuffisance hépatique. Cela n'a rien de surprenant. La cholémie étant souvent liée à une affection susceptible d'entraîner la déchéance fonctionnelle du foie, on comprend que l'urobilinurie puisse accompagner l'insuffisance hépatique; mais qu'il y ait entre elles deux une relation de cause à effet, nous ne le pensons pas : c'est une simple coïncidence et voilà tout. Pourtant, lorsque l'urobiline existe dans le sérum, elle est vraisemblablement d'origine hépatique et peut-être alors l'urobilinurie est-elle la manifestation de l'insuffisance du foie.

Mais ces faits sont rares, et, le plus souvent, l'urobilinurie a, pour nous, la même signification que l'hypercoloration du sérum et l'existence dans ce liquide de la réaction de Gmelin.

Cette conception, à laquelle nous étions arrivé après avoir constaté, avec surprise, l'absence d'urobilinémie dans un cas d'urobilinurie très marquée et après avoir vu que ce fait, loin d'être exceptionnel, est d'une fréquence extrême, nous paraissait absolument nouvelle, et notre conviction nous avait semblé juste après la lecture de nombreux livres français, où nous n'avions pas trouvé la moindre trace d'une pareille théorie.

Pourtant, dans le *Manuel de médecine* de MM. Debove et Achard, nous avions rencontré cette phrase, dans un article de M. Boix. « La théorie rénale (Leube) admet que l'urobiline prend naissance dans les reins aux dépens des pigments biliaires normaux. » C'était le seul ouvrage français, parmi ceux que nous avions consultés, où nous eussions trouvé mentionnée cette hypothèse.

Nous reportant aux travaux de Leube, nous avons constaté, en effet, que cet auteur avait émis, en quelques lignes, l'hypothèse de l'origine rénale de l'urobiline ; mais il se basait, pour arriver à cette pure hypothèse, sur un cas auquel nous avons déjà fait allusion ; ayant injecté à un malade urobilinurique de la pilocarpine, il avait constaté dans la sueur de la bilirubine et pas d'urobiline. M. Tissier, ayant fait la même expérience, avait observé, lui aussi, ce phénomène ; mais, en examinant directement le sérum, il avait trouvé, dans ce liquide, une quantité notable d'urobiline.

La théorie de l'origine rénale de l'urobiline, qui nous paraît si séduisante, si conforme à la réalité, si importante aussi, puisqu'elle doit changer, en grande partie, la manière d'interpréter le symptôme urobilinurie, n'avait donc été qu'entrevue par Leube et manquait dans ses travaux d'une base sérieuse.

Mais, en nous livrant au travail bibliographique plus complet que comporte toute thèse, nous nous sommes aperçu que des auteurs italiens, Patella, Giarré, Accorimboni et surtout Mya, avaient déjà soutenu la même théorie que celle que nous défendons aujourd'hui et qu'ils la basaient sur des arguments analogues à ceux que nous avons exposés.

Après cette constatation, nous ne pouvons dire qu'une chose :

c'est toujours un vif plaisir de trouver une confirmation des faits que l'on a vus, des théories que l'on soutient, cette confirmation fût-elle antérieure aux travaux que l'on a entrepris.

Pour nous, la lecture des auteurs italiens ne fut qu'une confirmation de ce que nous savions ; nous n'avons découvert dans leurs ouvrages aucun argument, aucun fait que nous n'ayons pu faire valoir ; nous y avons trouvé seulement la satisfaction de voir que d'autres pensaient comme nous, et que, pour eux comme pour nous, l'urobiline reconnaît le plus souvent une origine rénale.

Fort intéressant en lui-même, ce fait a pour conséquence de changer la valeur qu'il faut attribuer au symptôme urobilinurie. Celui-ci peut s'observer dans tous les cas de cholémie, que le oie soit insuffisant ou qu'au contraire ses fonctions soient exaltées. De cela, nous n'avons pas trouvé mention dans les auteurs italiens, et c'est pourtant là ce qui fait toute la valeur de la théorie rénale que nous venons d'exposer.

OBSERVATIONS

Les cas d'urobilinurie sans urobilinémie, que seule la théorie rénale permet de comprendre, peuvent, avons-nous dit, être divisés en trois groupes principaux :

1° Ictère hémaphéique ;

2° Cholémie acholurique avec ou sans ictère ;

3° Ictère biliphéique.

C'est cet ordre que nous avons adopté pour relater les observations que nous avons recueillies, faisant ensuite dans chaque groupe des sous-divisions, suivant la nature de la maladie provocatrice de la cholémie, cause première de l'urobilinurie.

Nous aurions pu augmenter considérablement le nombre de ces observations, mais nous n'avons rapporté que les cas absolument typiques, ceux dans lesquels l'urobilinurie était intense.

Nous avons insisté spécialement sur celles de ces observations qui, en raison des grandes quantités de sérum ou de liquide ascitique examinées, sont, en quelque sorte, la confirmation du fait de l'urobilinurie sans urobilinémie, base de notre théorie.

Nous avons donné aussi quelques détails spéciaux dans deux observations d'urobilinurie constatée chez des malades dont les fonctions hépatiques étaient exaltées, en raison de l'importance qu'il y avait pour nous à bien montrer que l'urobilinurie, conséquence de la cholémie, est indépendante de l'état fonctionnel du foie et n'a pas, du moins dans la plupart des cas, la valeur qu'on lui avait assignée pour juger de l'état d'insuffisance de la cellule hépatique.

Nous avons reproduit textuellement une observation recueillie dans le livre du *Sang* du professeur Hayem, à cause de la très grande analogie qu'elle présente avec celles que nous avons classées dans le groupe ictère hémaphéique.

Dans nos autres observations, nous n'avons cru devoir donner qu'un très court résumé de l'état du facies, du sérum et des urines, quitte à aboutir à des répétitions constantes, qui ont du moins l'avantage de bien préciser les caractères des divers types cliniques (1).

§ 1. — Urobilinurie sans urobilinémie dans l'ictère dit hémaphéique.

1º Affections hépatiques

Obs. 1. — *Cirrhose syphilitique. Urobilinurie extrêmement abondante. Absence d'urobiline dans le sérum et dans le liquide ascitique qui contiennent des pigments biliaires.*

Mme Marie C..., âgée de 43 ans, ménagère, entre à l'hôpital Broussais salle Gubler, le 21 mars 1901, dans le service du professeur Gilbert.

Elle vient à l'hôpital parce que, depuis quinze jours ou trois semaines, son ventre a considérablement augmenté de volume, ce qui l'empêche de travailler.

Antécédents héréditaires. — Peu importants. Père mort à 60 ans d'une maladie indéterminée ; mère morte très jeune; deux frères et trois sœurs, tous très bien portants. Un fils âgé de quinze ans actuellement et jouissant d'une bonne santé.

Antécédents personnels. — Quelque temps avant la naissance de son fils, la malade a eu une éruption de « gros boutons » qui ont laissé des cicatrices de dimensions variant entre celles d'une pièce de cinquante centimes et celles d'une pièce de deux francs, cicatrices visibles surtout aux membres inférieurs et sur la paroi abdominale.

Ces « boutons » auraient été le siège d'une suppuration légère.

La malade ne se souvient pas d'avoir eu d'autres accidents qu'on pourrait mettre sur le compte de la syphilis. Pas de céphallagies nocturnes, pas d'alopécie, pas d'angine, etc. Son mari n'aurait jamais présenté d'accidents spécifiques, non plus que leur fils.

Elle porte, en outre, sur la partie inférieure et gauche du thorax, au-

(1) Nous tenons à remercier notre collègue et ami Lippmann de l'obligeance avec laquelle il nous a communiqué la partie clinique des observations 2, 3 et 17 ; nous sommes très reconnaissant aussi à notre collègue et ami Lereboullet des renseignements qu'il nous a donnés, relatifs à l'état des fonctions hépatiques du malade qui fait l'objet de l'observation 54.

dessous de la région précordiale, trois cicatrices de ventouses scarifiées et dit ne pas savoir dans quel but ces ventouses ont été appliquées.

Enfin, on observe sur son cou des cicatrices dues, dit-elle, à des boutons qu'elle aurait eus en bas âge.

L'*histoire de la maladie actuelle* remonte à deux ans. A partir de cette époque, la malade a constaté qu'elle avait des digestions pénibles, qu'elle ressentait des douleurs stomacales et qu'elle était sujette à des pituites, quelquefois légèrement sanguinolentes.

A la même époque, elle a présenté quelques épistaxis et quelques hémorragies gingivales.

Interrogée sur ses habitudes alcooliques, la malade n'est guère affirmative ; elle buvait, dit-elle, un litre de bière par jour ou bien un quart de litre de vin, un peu de cognac après chaque déjeuner. Les stigmates éthyliques relevés chez elle sont d'ailleurs de peu d'importance, elle n'a pas de rêves professionnels, pas de cauchemars, pas de crampes dans les mollets ; elle présente seulement des pituites et un léger tremblement des doigts et de la langue.

Depuis deux ans, les troubles digestifs n'ont fait que s'accroître; il y a trois semaines, la malade a vu son ventre augmenter de volume, et c'est pour cette raison qu'elle entre à l'hôpital.

ÉTAT ACTUEL. — La malade est amaigrie ; son facies est couperosé et présente une *très légère teinte jaunâtre, un peu plus marquée au niveau des conjonctives.*

Sur le corps, on observe les cicatrices relevées à propos des antécédents ; les membres supérieurs sont très maigres ; les membres inférieurs, au contraire, sont le siège d'un œdème assez marqué, s'accompagnant d'eczéma variqueux et de purpura. Mais, ce qui frappe surtout, au premier abord, c'est l'augmentation de volume du ventre, due à une ascite abondante.

La paroi abdominale est distendue ; la cicatrice ombilicale est déplissée ; les veines sous-cutanées abdominales sont dilatées et forment un réseau bleuâtre principalement marqué dans la région sus-ombilicale ; le sang circule dans ces veines de bas en haut. La paroi, outre sa distension, est légèrement œdématiée.

La percussion révèle de la sonorité sur la ligne médiane et de la matité dans les portions déclives, sonorité et matité se déplaçant suivant les positions de la malade. La sensation de flot est très manifeste.

Le foie et la rate ne peuvent pas être déterminés, en raison de l'abondance de l'ascite ; on constate seulement que la palpation de la région hépatique est légèrement douloureuse.

L'examen de l'appareil digestif ne révèle, en plus des symptômes déjà mentionnés, qu'une anorexie élective pour le poisson et une constipation habituelle, suivie de débâcles ; les selles ont une coloration normale ; il n'y a pas d'hémorrhoïdes.

Du côté de l'appareil circulatoire, on observe de la tachychardie, 104 pulsations à la minute et un abaissement assez marqué de la tension artérielle = 13.

A l'auscultation des poumons, on note seulement quelques râles ronflants et sibilants, en arrière et des deux côtés.

Le système nerveux n'offre rien de remarquable, les réflexes rotuliens sont un peu exagérés, les réflexes oculaires sont diminués, mais il n'y a pas, à proprement parler, de signe d'Argyll Robertson.

La malade n'est plus réglée depuis 6 mois.

Les urines sont *rares*, 550 grammes par 24 heures ; *foncées*, elles donnent, par addition d'acide nitrique nitreux, une belle *réaction brun acajou.*

L'examen spectroscopique permet de constater un effacement de toute la partie droite du spectre ; en versant à la surface de l'urine un peu d'eau et en examinant au spectroscope, on voit une *forte bande d'absorption à l'union du bleu et du vert.*

Lorsqu'on traite ces urines par l'alcool amylique et qu'on additionne celui-ci, après décantation, de quelques gouttes de chlorure de zinc ammoniacal, on voit apparaître une *fluorescence extrêmement intense* ; au spectroscope *forte raie d'urobiline*. De même, en agitant les urines avec du chloroforme, en décantant celui-ci, puis en l'additionnant du réactif acétate de zinc et alcool, on voit se manifester une fluorescence extrêmement marquée.

Ces urines renferment donc une très forte proportion d'urobiline.

Elles ne contiennent ni indican, ni sucre, ni albumine. Elles sont très pauvres en urée, 7 gr. 42 par litre, soit environ 3 gr. 70 d'urée émise en 24 heures.

L'épreuve de la glycosurie alimentaire montre une réduction à froid de la liqueur de Felhing ; mais l'examen polarimétrique est négatif.

Prise de 150 grammes de glycose à 6 heures du matin.

8 heures. Réduction à froid. Rien au polarimètre.

9 heures	—	—
10 heures	—	—
12 heures	—	—
2 heures	—	—
4 heures	—	—

En fractionnant les urines, on observe le phénomène de l'opsiurie ; les urines correspondant à la période de jeûne sont plus abondantes que celles émises après les repas.

L'examen du sang permet de constater de l'anémie caractérisée surtout par une diminution très marquée de la valeur globulaire.

$$N = 4.342.100.$$
$$R = 2.588.000.$$
$$G = 0,60.$$
$$B = 6.746.$$

L'étude du sérum est particulièrement intéressante ; la malade saignant très facilement et se prêtant volontiers à la prise du sang, on peut recueillir 8 à 10 centimètres cubes de sang qui laissent transsuder environ la moitié de ce volume de sérum.

Celui-ci présente une coloration jaune assez marquée, avec reflets verdâtres ; l'examen spectroscopique permet de constater l'effacement de toute la partie droite du spectre jusqu'au vert, et *la recherche de la réaction de Gmelin est positive.*

L'effacement spectral masquant la région de la raie de l'urobiline, nous additionnons le sérum d'une petite quantité d'eau iodée versée avec précaution à la surface du liquide ; mais, à aucun moment, malgré des examens répétés fréquemment et jusqu'après vingt-quatre heures, nous ne constatons la raie d'urobiline.

Le sérum renferme donc des pigments biliaires, mais ne contient pas d'urobiline.

Le 3 avril, la malade est ponctionnée, et l'on retire 7 litres et demi d'un liquide citrin, fortement teinté en vert.

Après cette ponction, on constate que le foie est dur, bosselé, surtout au niveau de son lobe gauche. Le bord est moins dur que celui d'un foie atteint de cirrhose alcoolique. Il présente deux incisures profondes, siégeant, l'une un peu à gauche de la ligne médiane et l'autre à peu près à égale distance des lignes médiane et mamillaire ; ces incisures se poursuivent sur la surface de l'organe, qui présente, en somme, assez bien l'aspect du foie ficelé.

Les dimensions de l'organe sont :

13 centimètres sur la ligne médiane ;

13 centimètres et demi sur la ligne axillaire ;

17 centimètres sur la ligne scapulaire.

La rate est plus volumineuse qu'à l'état normal.

L'examen du liquide ascitique est pratiqué immédiatement après la ponction.

Citrin vert, il produit un effacement de toute la partie droite du spectre et donne, par addition d'acide nitrique, un léger anneau bleu vert. L'aspect du liquide et la réaction nitrique montrent donc que *ce liquide renferme des pigments biliaires.*

On recherche alors l'urobiline. Dans un tube à essai on place quelques centimètres cubes du liquide et on verse à sa surface un peu d'eau iodée ; à aucun moment, on n'aperçoit la raie de l'urobiline.

On pratique le même examen sur une quantité considérable de ce liquide, 1 litre, que l'on place dans une éprouvette de verre, d'un diamètre de 8 centimètres; on verse de même avec précaution de l'eau iodée à la surface du liquide. Pendant toute la journée, l'examen spectroscopique est pratiqué toutes les demi-heures environ. A aucun moment, on n'aperçoit la raie de l'urobiline ; vingt-quatre heures après, elle n'a pas encore apparu.

On pratique, en outre, sur ce liquide des réactions chimiques.

On en prend 2 litres, que l'on divise en portions de 200 grammes. Chacune est agitée avec de l'alcool amylique. On laisse reposer et, quand la séparation des deux liquides est obtenue (en grande partie au moins), on décante l'alcool amylique ; on réunit les diverses portions d'alcool amylique ainsi décantées, on réduit par évaporation lente cet alcool amylique à 20 centimètres cubes environ, on additionne de chlorure de zinc ammoniacal. *Pas de fluorescence. Pas de bande d'absorption à l'examen spectroscopique.*

Sur une même quantité de liquide ascitique on fait agir du chloroforme que l'on évapore jusqu'à réduction à 20 centimètres cubes, on additionne d'acétate de zinc. *Pas de fluorescence.*

L'examen spectroscopique et l'examen chimique aboutissent donc à la même conclusion : *le liquide ascitique ne renferme pas d'urobiline*, ce qui est bien conforme à l'absence d'urobiline que nous avions constatée, grâce au spectroscope, dans le sérum sanguin.

Des recherches de contrôle entreprises parallèllement par l'interne en pharmacie du service, M. Broquin, ont donné le même résultat.

Si nous résumons maintenant cette observation, nous voyons qu'il s'agit d'une cirrhose syphilitique du foie, ayant entraîné :

1° L'hypertrophie du foie, hypertrophie spéciale, ayant abouti au type du foie ficelé;

2° L'hypertrophie de la rate ;

3° De l'hypertension portale se traduisant par :

a) de l'ascite ;

b) de la circulation collatérale ;

c) de l'opsiurie ;

4° De l'hypotension sus-hépatique entraînant :

a) de l'abaissement de la tension artérielle ;

b) de la tachychardie ;

c) de l'oligurie ;

5° Des troubles de la circulation biliaire intrahépatique, caractérisés par le passage des pigments biliaires dans le sérum, mais pas dans l'urine ;

6° Des troubles du chimisme hépatique (insuffisance) prouvés par la diminution de la quantité de l'urée et une ébauche de glycosurie alimentaire, et s'accompagnant d'un état particulier : *l'urobilinurie sans urobilinémie.*

La malade est d'abord soumise au régime des hépatiques.

Après la première ponction, le liquide ascitique se reproduit rapidement, et l'on est obligé de pratiquer une nouvelle paracentèse de l'abdomen qui permet d'évacuer environ 7 litres et demi d'un liquide citrin, peut-être un peu moins vert que le précédent, mais contenant néanmoins des pigments biliaires. Les mêmes recherches que précédemment permettent de conclure, à nouveau, à l'absence de l'urobiline dans ce liquide ; l'examen des urines, au contraire, pratiqué d'une manière à peu près quotidienne, avait montré la persistance d'une urobilinurie intense.

Ce n'est qu'après cette deuxième ponction que la malade est soumise au traitement ioduré.

Le liquide se reproduit à nouveau, et, le 18 mai, on retire 6 litres et demi d'un liquide aussi teinté sensiblement que la première fois donnant la réaction de Gmelin, mais ne renfermant pas d'urobiline ; les urines contenaient toujours une quantité considérable de cette substance.

A partir de ce moment, la malade urine de plus en plus ; ses urines perdent leur caractère primitif ; l'urobiline diminue considérablement, au point de disparaître presque totalement ; le liquide ascitique ne se reproduit plus, et la malade sort de l'hôpital, guérie, le 17 juillet. Elle n'a pas été revue depuis cette époque.

OBS. 2. — *Cirrhose alcoolique. Urobilinurie très intense. Absence d'urobiline dans le sérum et dans le liquide ascitique, qui contiennent des pigments biliaires.*

Le nommé B..., serrurier, âgé de 61 ans, entre le 15 mai 1902 dans le service de M. le professeur Gilbert, à l'hôpital Broussais, salle Lasègue, lit n° 16, parce que, depuis trois semaines, dit-il, son ventre a augmenté considérablement de volume et parce que ses jambes sont très enflées.

Les *antécédents héréditaires* du malade sont sans grande importance : sa mère est morte subitement à 67 ans ; son père est mort d'un accès de goutte à l'âge de 45 ans. Il a perdu deux sœurs, l'une de suites de couches et l'autre de tuberculose pulmonaire. Il n'a pas eu d'enfants.

Antécédents personnels. — Le malade n'a pas eu de maladies dans son enfance et il n'est jamais venu à l'hôpital que pour des accidents. Il avoue que, durant toute son existence, il a bu une quantité assez considérable d'alcool, 1 litre et demi ou 2 de vin par jour, sans compter le rhum et le cognac qu'il absorbait, à plusieurs reprises, dans la journée.

Histoire de la maladie. — Il y a trois semaines environ, le malade a remarqué que ses pieds avaient peine à sortir des chaussures et présentaient des bourrelets ; puis l'œdème gagna les jambes et s'éleva bientôt jusqu'à la moitié des cuisses. En même temps, le ventre commença à augmenter de volume, et cela, de plus en plus, jusqu'à maintenant.

Le malade consulta plusieurs médecins, qui le mirent au régime lacté absolu ; ses urines, qui étaient devenues très rares, augmentèrent alors de quantité ; l'œdème des jambes diminua un peu ; puis ces symptômes se manifestèrent à nouveau, et le malade se décida à entrer à l'hôpital Broussais.

État actuel. — A première vue, on est frappé de la *teinte subictérique* du malade, dont la face présente, outre quelques varicosités, la coloration que l'on observe habituellement dans les ictères dits hémaphéiques ; les conjonctives et la muqueuse sublinguale ont, elles aussi, une légère teinte jaunâtre.

En outre, la peau du malade est sèche et présente une *mélanodermie* assez accusée.

Les membres inférieurs sont le siège d'un œdème considérable, mou et non douloureux.

Le scrotum est très œdématié, rouge ; la peau est comme macérée par l'urine ; dans la bourse gauche on trouve une hernie volumineuse.

Le ventre est distendu, œdématié, et, à sa surface, se dessinent, très accusées, des veines créant une circulation collatérale ; la cicatrice ombilicale est saillante.

La percussion révèle de la matité dans les flancs et de la sonorité dans la région ombilicale ; matité et sonorité se déplacent quand le malade change de position.

On perçoit facilement la sensation de flot.

L'ascite que révèlent les symptômes précédents gêne la délimitation du foie ; pourtant on arrive, en déprimant brusquement la paroi, à sentir, environ à trois travers de doigts au-dessous des fausses-côtes, sur la ligne mamelonnaire, son bord mousse et dur. La limite supérieure siège au niveau du mamelon.

La rate est, elle aussi, augmentée de volume, mais sa délimitation exacte est malaisée.

L'appareil digestif n'est le siège d'aucun trouble caractéristique ; l'appétit est un peu diminué, la langue est humide, saburrale au centre ; le malade digère bien : il n'a de constipation que depuis qu'il est au régime lacté.

L'examen des poumons révèle une rudesse assez marquée du murmure vésiculaire en avant, quelques sibilances au sommet gauche en arrière, une légère submatité aux deux bases, s'accompagnant de quelques râles sous-crépitants fins.

Les bruits du cœur sont normaux ; mais il existe une tachycardie, d'autant plus marquée que le malade est déjà assez âgé : 100 contractions par minutes.

Le pouls est régulier, facilement dépressible ; la tension artérielle, prise à l'artère radiale, est de 14 1/2.

Le malade ne présente comme troubles nerveux que des stigmates d'alcoolisme moyennement marqués : crampes dans les mollets, tremblements de la langue et des doigts ; mais il n'a ni cauchemars, ni pituites.

Les urines ont tous les caractères des urines dites *hémaphéiques* ; *elles sont rares, 500 centimètres cubes par vingt-quatre heures, hautes en couleur, et l'acide nitrique nitreux y fait naître une coloration brun acajou des plus manifestes.*

L'examen spectroscopique permet de constater un effacement très marqué de la portion droite du spectre jusqu'au jaune ; en diluant cette urine, on diminue l'effacement spectral ; les rayons jaunes, verts, bleus, réapparaissent, et on aperçoit nettement une raie très marquée d'urobiline à l'union du bleu et du vert. On peut aussi mettre cette raie en évidence en versant avec précaution de l'eau à la surface de l'urine non diluée, de manière à y faire diffuser l'urobiline.

En traitant cette urine par l'alcool amylique et en additionnant celui-ci, après décantation, de quelques gouttes de chlorure de zinc ammoniacal, on fait apparaître une *fluorescence d'intensité extrême*, et, en examinant ce liquide au spectroscope, on voit une *très légère bande d'absorption dans le bleu.*

L'urine renferme donc une quantité très considérable d'urobiline.

Elle contient, en outre, un peu d'indican, mais pas de sucre, ni d'albumine.

Le sérum sanguin est jaune foncé, avec reflets verts ; *la réaction de Gmelin est positive*, l'examen spectroscopique montre un effacement assez marqué de la partie droite du spectre, mais ne permet pas de déceler, même par addition d'eau à la surface du sérum, d'urobiline.

Le sérum renferme donc des pigments biliaires, mais pas d'urobiline.

On pratique, le 17 mai, la paracentèse abdominale ; le liquide s'écoule mal, mais on parvient à en recueillir, quand même, 3 litres et demi.

Ce liquide est fortement coloré et présente quelques reflets verts.

La recherche des pigments biliaires est positive : l'acide nitrique fait apparaître un léger liseré bleu vert.

L'examen spectroscopique, pratiqué dans un tube à essai, permet de constater l'effacement de la partie droite du spectre, mais on ne peut pas arriver à caractériser l'urobiline par cette méthode.

On place alors 1 litre de ce liquide dan une grande éprouvette de 8 centimètres de diamètre ; on verse à la surface une petite quantité d'eau iodée ; on recherche avec le spectroscope la raie d'urobiline ; cet examen est répété à fréquentes reprises pendant tout le cours de la journée et encore le lendemain ; *on n'observe jamais la raie de l'urobiline.*

On partage un autre litre de ce liquide en cinq parties, que l'on traite par l'alcool amylique ; après séparation à peu près complète des deux liquides, on décante l'alcool ; on réunit les diverses portions d'alcool et on évapore lentement jusqu'à réduction à 10 centimètres cubes ; on additionne alors de chlorure de zinc ammoniacal ; il ne se produit *aucune fluorescence*, et *l'examen spectroscopique est négatif.*

Le liquide ascitique ne renferme donc pas d'urobiline.

A la suite de la ponction, le malade se trouve soulagé ; mais, dès le surlendemain, le ventre augmente à nouveau de volume, et, le 23 mai, le malade se trouvant très oppressé, on pratique une deuxième ponction.

Le liquide ascitique présente les mêmes caractères que précédemment, c'est-à-dire qu'il contient des pigments biliaires, mais ne renferme pas d'urobiline.

Les urines, au contraire, examinées quotidiennement pendant l'intervalle qui a séparé les deux paracentèses abdominales, étaient toujours très riches en urobiline.

Le malade, voyant son ascite se reproduire à nouveau, quitte l'hôpital le 25 mai.

En résumé, il s'agit d'un cas de cirrhose alcoolique hypertrophique caractérisée par :

1° L'hypertrophie hépatique ;

2° L'hypertrophie splénique ;

3° L'hypertension portale révélée par :

   a) l'ascite ;

   b) la circulation collatérale;

4° L'hypertension sus-hépatique révélée par :

   a) l'abaissement de la tension artérielle ;

   b) la tachychardie ;

   c) l'oligurie ;

5° Le trouble de la circulation biliaire intrahépatique, ainsi qu'en témoigne la présence de pigments biliaires dans le sérum ; et s'étant accompagnée *d'une urobilinurie intense sans urobilinémie.*

OBS. 3. — *Cirrhose alcoolique atrophique. Urobilinurie très intense. Absence d'urobiline dans le sérum et dans le liquide ascitique, qui contiennent des pigments biliaires.*

Le nommé V..., Remy, âgé de 56 ans, tailleur de pierres, entre, le 27 mai 1902, à l'hôpital Broussais, salle Lasègue, lit n° 32, dans le service de M. le professeur Gilbert, parce que son ventre a considérablement augmenté de volume et parce que ses jambes se sont œdématiées depuis quelques semaines.

Antécédents héréditaires. — Le père du malade est mort à 25 ans d'accident. Sa mère, âgée de 80 ans, est encore vivante et bien portante.

Il a perdu deux frères et une sœur à la suite du croup ; il a actuellement deux frères et une sœur bien portants.

Il a eu deux enfants qui sont morts en bas âge d'affections indéterminées.

Antécédents personnels. — Personnellement, le malade a joui d'une bonne santé jusqu'à l'âge de 44 ans ; à cette époque, il fut victime d'un accident ; une pierre lui tomba sur la main, écrasant les phalangettes du médius et de l'annulaire.

Peu de temps après, sans qu'on sache s'il existe un rapport avec le précédent accident, le malade eut une affection difficile à diagnostiquer rétrospectivement. Il semble qu'il se soit agi de phénomènes d'œdème pulmonaire, ayant duré peu de temps.

Pendant toute sa vie, le malade eut des habitudes alcooliques ; chaque jour, il buvait un minimum de 2 litres de vin, un petit verre de marc et « une absinthe ».

Histoire de la maladie. — Vers la fin d'avril, le malade s'aperçut que ses pieds et ses chevilles enflaient. Il avait de la peine à se chausser.

Il n'observa à cette époque aucun trouble autre que cet œdème ; pourtant, il resta au lit pendant trois jours, à la suite desquels, l'enflure disparut.

Il se leva au bout de ce temps, se promena sans travailler pendant cinq jours ; l'enflure des pieds réapparut alors.

L'œdème remonta peu à peu, envahissant les jambes et les cuisses ; le ventre commença à s'élargir ; les premiers phénomènes d'ascite remonteraient, au dire du malade, au 10 ou 12 mai.

A la même époque, il se serait aperçu de la couleur jaune de ses téguments et de ses conjonctives. Il pense même que cette teinte était plus foncée qu'actuellement.

Le 22 mai, l'œdème apparut à la verge ; le lendemain, il envahit le scrotum.

Tous ces symptômes s'accentuant, le malade entre à l'hôpital Broussais le 27 mai.

État actuel. — On se trouve en présence d'un homme de grande taille (1 m. 80), assez vigoureux.

Les téguments présentent une légère coloration jaune, un peu plus marquée à la face, qui est sillonnée de varicosités, et au niveau des conjonctives.

On observe, en outre, des taches pigmentaires sur l'abdomen et une pigmentation assez marquée de la partie antéro-interne de la jambe droite et de la face dorsale du pied gauche, régions qui sont le siège de varices moyennement développées ; nævus dans la fosse sus-épineuse droite.

Les membres inférieurs sont le siège d'un œdème considérable, mou, dépressible, dans lequel la palpation détermine la production d'un godet profond et persistant. Cet œdème n'est pas seulement localisé aux membres inférieurs, il s'étend aussi à la verge, au scrotum et à la paroi abdominale.

Celle-ci présente une circulation collatérale très marquée. Il existe une ascite assez considérable, révélée par les symptômes habituels : matité très étendue et occupant les régions déclives ; sonorité dans les portions élevées, dans une zone circulaire d'environ 10 centimètres de diamètre, médiane, sus-ombilicale ; mobilité de la sonorité et de la matité suivant les changements de position du malade ; sensation de flot et fluctuation pourtant un peu moins faciles à percevoir qu'à l'ordinaire, en raison de l'épaisseur de la paroi.

Il est difficile de délimiter la rate et le foie ; tout ce qu'on peut dire pour ce dernier, c'est que sa limite supérieure est au niveau du cinquième espace intercostal.

Le malade avait un excellent appétit, qu'il a perdu depuis un mois environ. Il éprouve depuis cette époque un dégoût assez marqué pour la viande, mais pas pour la graisse.

La langue est nette, humide et rosée.

Il n'existe pas de symptômes dyspeptiques, autres que l'anorexie. Les digestions se font d'une manière normale. Les selles sont un peu décolorées depuis une dizaine de jours, époque à laquelle le malade s'est mis spontanément au lait.

Le malade souffre d'une dyspnée d'intensité moyenne, 30 respirations à la minute ; l'auscultation révèle quelques râles sous-crépitants fins aux deux bases et particulièrement à la base gauche.

Les bruits du cœur sont très assourdis, en raison de l'épaisseur de la couche graisseuse sous-cutanée ; ils paraissent normaux.

Le pouls est rapide, étant donné l'âge du malade : 80 pulsations à la minute ; il est légèrement dépressible ; le sphygmomanomètre révèle une tension de 14.

Le système nerveux ne présente d'autres modifications que celles occasionnées par l'alcoolisme : rêves professionnels, crampes dans les mollets, tremblement de la langue et des doigts.

Le malade urine très peu, 400 grammes, par vingt-quatre heures, d'une urine foncée donnant, par addition d'acide nitrique, une coloration brun acajou assez marquée. Ce même acide ne donne pas naissance à la réaction de Gmelin.

L'examen spectroscopique montre un effacement de la partie droite du spectre. En versant à la surface de l'urine un peu d'eau, on fait diffuser dans ce liquide *une grande quantité d'urobiline*, qui produit au spectroscope la bande d'absorption ordinaire.

En agitant cette urine avec de l'alcool amylique et en additionnant, après décantation, ce liquide de quelques gouttes de chlorure de zinc ammoniacal, on fait apparaître une *fluorescence intense avec bande d'absorption d'urobiline.*

Si l'urine ne renferme pas de pigments biliaires, elle contient donc, par contre, une grande quantité d'urobiline.

Pas de sucre, ni d'albumine ; un peu d'indican.

Le sérum sanguin très foncé, verdâtre, effaçant la partie droite du spectre, renferme des pigments biliaires, ainsi qu'en témoigne l'existence d'une *réaction de Gmelin très nette, mais il ne contient pas d'urobiline*, à en juger par l'examen spectroscopique, pratiqué après addition à la surface du sérum d'une petite quantité d'eau iodée.

Le 29 mai, on fait une ponction permettant d'évacuer 9 litres d'un liquide séreux.

On peut, à la suite de cette ponction, palper et délimiter le foie et la rate.

Le foie, senti principalement sur la ligne médiane, est dur, non douloureux ; son bord est mousse et régulier.

Ses limites sont les suivantes :

Sur la ligne médiane : en haut, appendice xyphoïde ; en bas, union du tiers supérieur avec le tiers moyen de la ligne xipho-ombilicale ; hauteur = 13 centimètres ;

Sur la ligne mamelonnaire : en haut, 5e espace ; en bas, rebord des fausses côtes ; hauteur = 14 centimètres ;

Sur la ligne axillaire : en haut, 7e espace ; en bas, 10e côte.

La rate est volumineuse ; la percussion et la palpation combinées permettent de lui assigner une hauteur de 15 centimètres.

Le liquide ascitique, jaune assez foncé (moins toutefois que le sérum) et présentant quelques reflets verdâtres, donne, par addition d'acide nitrique, un liseré bleu vert d'intensité moyenne.

A l'examen spectroscopique, pratiqué dans un tube à essai, on note l'effacement de la partie droite du spectre jusqu'au vert ; on verse à la surface un peu d'eau iodée ; *à aucun moment, on n'observe dans ce liquide la raie d'urobiline*.

Le même examen spectroscopique, pratiqué sur une grande quantité de liquide, placé dans une éprouvette mesurant 8 centimètres de diamètre, est également négatif, au point de vue de l'urobiline, bien que l'examen ait été renouvelé à plusieurs reprises, pendant 24 heures.

En traitant 1 litre de ce liquide, divisé en dix parties, par de l'alcool amylique ; en décantant ensuite l'alcool amylique et en réduisant les diverses parties d'alcool réunies à 20 centimètres cubes ; en additionnant alors cet alcool de chlorure de zinc ammoniacal, on n'observe *ni fluorescence, ni bande d'urobiline*.

On pratique une opération semblable en traitant 1 litre de liquide ascitique, non plus par de l'alcool amylique, mais par du chloroforme ; on décante le chloroforme, que l'on réduit à quelques centimètres cubes ; on ajoute le réactif acétate de zinc et alcool. *Il ne se produit pas de fluorescence.*

Le liquide ascitique, de même que le sérum, ne renferme donc pas d'urobiline.

En résumé, il s'agit d'un cas de cirrhose alcoolique atrophique, caractérisée par :

1° L'atrophie légère du foie ;

2° L'hypertrophie de la rate ;

3° L'hypertension portale ;

  a) ascite ;

  b) circulation collatérale ;

4° L'hypotension sus-hépatique :

  a) tachychardie ;

  b) abaissement de la tension artérielle ;

  c) oligurie ;

5° Le trouble de la circulation biliaire intrahépatique : présence de pigments biliaires dans le sérum et dans le liquide ascitique ;

6° Le trouble du chimisme hépatique (insuffisance) :

  a) indicanurie ;

  b) diminution de l'urée ;

et ayant présenté cette particularité, *l'urobilinurie coexistant avec l'absence d'urobilinémie.*

Obs. 4. — Nich..., Marie, 45 ans. Cirrhose hypertrophique anascitique. Facies : coloration subictérique légère.

Urines rares, rouges, coloration brun acajou moyennement marquée par l'acide nitrique. Albumine. Réaction de Gmelin négative, pourtant peut-être existe-t-il un peu de pigments biliaires, car la réaction de Salkowski paraît légèrement positive. Urobiline abondante.

Sérum fortement coloré en vert. Gmelin positif. Pas d'urobiline.

Obs. 5. — Berg..., Ernest, 62 ans. Cancer du foie secondaire à un épithelioma gastrique.

Facies un peu jaune ainsi que les conjonctives. Cette coloration rappelle celle de l'ictère léger et non pas celle, jaune paille, de la cachexie cancéreuse.

Urines rares, jaune rouge. Coloration brun acajou par l'acide nitrique. Pas de pigments biliaires. Albumine. Indican. Urobiline très abondante.

Sérum fortement coloré. Reflets verdâtres. Gmelin positif. Pas d'urobiline.

2° AFFECTIONS CARDIAQUES

Obs. 6. — Sourd, Prudence, 41 ans. Insuffisance et rétrécissement aortiques. Hyposystolie.

Facies : coloration subictérique.

Urines foncées, rares. Coloration brun acajou par l'acide nitrique. Pas de pigments biliaires. Urobiline abondante.

Sérum fortement coloré. Gmelin positif. Pas d'urobiline.

Obs. 7. — Amb., Constance, 56 ans. Insuffisance mitrale. Hyposystolie.

Facies jaune. Conjonctives présentant une légère teinte ictérique.

Urines rares, fortement colorées. Coloration brun acajou intense après addition d'acide nitrique. Pas de pigments biliaires. Urobiline abondante.

Sérum très coloré. Gmelin positif. Pas d'urobiline.

Obs. 8. — Mont., Joséphine, 60 ans. Artériosclérose. Myocardite.
Facies subictérique.

Urines fortement colorées, rares. Coloration brun acajou intense par l'acide nitrique. Pas de pigments biliaires. Urobiline abondante.

Sérum fortement coloré. Gmelin positif. Pas d'urobiline.

Obs. 9. — Gau..., Marie. Asystolie. Insuffisance mitrale.
Facies : teinte jaune assez marquée.

Urines rares, colorées. Coloration brun acajou par l'acide nitrique. Pas de pigments biliaires. Urobiline abondante.

Sérum coloré. Gmelin positif. Pas d'urobiline.

Obs. 10. — Rap..., Henri, 39 ans. Asystolie.
Facies subictérique.

Urines rares, jaune foncé. Coloration brun acajou légère par addition d'acide nitrique. Albumine abondante. Pas de pigments biliaires. Urobiline abondante.

Sérum fortement coloré. Gmelin positif. Pas d'urobiline.

Obs. 11. — Guil..., Marie, 22 ans. Endocardite infectieuse.
Facies plombé plutôt que jaune.

Urines très rares, rouge foncé. Coloration brun acajou intense par l'acide nitrique. Albumine abondante. Pas de pigments biliaires. Urobiline abondante.

Sérum assez fortement coloré. Effacement de la partie droite du spectre. Gmelin douteux. Pas d'urobiline.

Obs. 12. — Bu..., Joséphine, 49 ans. Asystolie. Insuffisance mitrale. Insuffisance et rétrécissement aortiques.

Urines jaune foncé, diminuées de quantité. Légère coloration brun acajou par l'acide nitrique. Pas de pigments biliaires. Albumine. Indican. Urobiline abondante.

Sérum fortement coloré. Gmelin positif. Pas d'urobiline.

Obs. 13. — Pol..., Georgette, 17 ans. Rétrécissement et insuffisance de la valvule mitrale. Cholémie familiale probable.

Facies très brun et, en même temps, légère coloration jaune des conjonctives.

Urines rares, foncées. Coloration brun acajou intense par l'acide nitrique. Pas de pigments biliaires. Albumine assez abondante. Indican. Urobiline très abondante.

Sérum fortement coloré, vert. Gmelin intense. Pas d'urobiline.

Obs. 14. — Gr..., Léontine, 28 ans. Asystolie chez une obèse.
Facies congestionné et jaune en même temps.

Urines jaune rouge, rares. Coloration brun acajou marquée par l'acide nitrique. Pas de pigments biliaires, indican. Urobiline assez abondante.
Sérum vert. Gmelin positif. Pas d'urobiline.

Obs. 15. — *Ictère hémaphéique dans lequel l'urobilinurie était marquée, tandis que dans le sérum l'urobiline était douteuse* (recueillie dans le livre du *Sang* du professeur Hayem, p. 545).

Jeune homme de 18 ans, atteint depuis plusieurs années d'une insuffisance aortique consécutive à une endocardite d'origine rhumatismale. Foie tuméfié; urine renfermant habituellement une petite proportion d'urobiline. Ce malade, après avoir fait quelques excès de boisson et s'être fatigué en travaillant (il est terrassier), entre dans notre service en état d'asystolie.

Cœur très hypertrophié; foie volumineux; urine peu abondante, urobilinique; dyspnée; infiltration légère des membres inférieurs.

L'état asystolique s'aggrave rapidement, et il survient une teinte ictérique légère généralisée. Les urines deviennent hémaphéiques. Coloration rouge brun ; pas de réaction de Gmelin ; elles renferment des pigments modifiés et de l'urobiline.

Au bout de deux jours, bien que l'ictère n'ait pas disparu, elles ne contiennent plus que de l'urobiline.

Le sérum du sang est ictérique, mais moins foncé que dans l'ictère ordinaire ; on y reconnaît, au spectroscope, la présence de pigments biliaires ne donnant pas la réaction de Gmelin et une proportion très faible, douteuse même, d'urobiline.

Le malade succombe bientôt après aux progrès rapides de l'asystolie cardiaque.

A l'autopsie : cœur hypertrophié, énorme, orifice aortique insuffisant, foie assez volumineux ayant très nettement les caractères du foie muscade.

Bile abondante, épaisse, brunâtre, filante ; elle renferme une très petite proportion d'urobiline et de bilirubine, mais, au contraire, une grande quantité de pigment rouge brun (analyse faite par M. Winter).

3° AFFECTIONS RÉNALES

OBS. 16. — *Urémie par néphrite interstitielle. Urobilinurie assez marquée. Absence d'urobiline dans le sérum recueilli par saignée et contenant des pigments biliaires.*

La nommée B..., âgée de 67 ans, entre le 15 avril 1901, salle Gubler, lit n° 17, dans le service de M. le professeur Gilbert, parce qu'elle souffre d'une gêne respiratoire considérable.

Elle présente des symptômes d'urémie à forme respiratoire : dyspnée de Cheyne-Stokes, et à forme nerveuse : subcoma, faisant place, par moments, à du délire.

Facies légèrement jaune.

Urines rares, renfermant un peu d'albumine et une quantité notable d'urobiline visible au spectroscope et reconnaissable à l'examen par l'alcool amylique et le chlorure de zinc ammoniacal.

On fait une saignée de 400 grammes à cette malade.

Le sérum qui transsude est foncé, contient un peu d'hémoglobine dissoute et offre, à l'examen spectroscopique, un effacement de la partie droite du spectre jusqu'au vert.

Réaction de Gmelin positive.

Pas d'urobiline au spectroscope.

En traitant 100 grammes de sérum par l'alcool amylique, en décantant celui-ci, en le concentrant par évaporation de manière à le ramener à quelques centimètres cubes, et en l'additionnant de chlorure de zinc ammoniacal, pas de fluorescence ni de bande d'absorption.

Après la saignée, la malade va mieux, ses urines redeviennent abondantes, ne donnent plus la coloration brun acajou par addition d'acide nitrique, mais elles continuent à renfermer de l'urobiline ; le sérum reste toujours cholémique, mais ne contient pas d'urobiline ; la face demeure jaunâtre, en sorte que la malade, après avoir présenté au début les symptômes de l'ictère hémaphéique, devient, lorsque les urines ont augmenté de quantité, une ictérique acholurique.

Obs. 17. — *Urémie par néphrite interstitielle. Urobiline assez marquée. Absence d'urobiline dans le sérum recueilli par saignée et contenant des pigments biliaires.*

La nommée S..., âgée de 54 ans, entre le 25 mai 1902, salle Gubler, n°20, à l'hôpital Broussais, dans le service de M. le professeur Gilbert, parce qu'elle est dans un état de demi-coma, consécutif à un ictus apoplectiforme. L'examen de la malade (respiration de Cheynes Stokes des plus accentués, etc.), la recherche des antécédents (petits signes du brightisme, pollakiurie, polyurie, etc.) permettent de porter le diagnostic d'urémie par néphrite interstitielle.

L'urine est rare, plus teintée qu'à l'ordinaire ; l'addition d'acide nitrique y fait naître une coloration brun acajou très marquée ; elle ne contient pas de pigments biliaires, mais un peu d'indican et une quantité assez considérable d'urobiline.

On pratique une saignée d'environ 400 grammes ; le sérum qui transsude est fortement coloré et donne une réaction de Gmelin très accusée ; l'examen spectroscopique ne permet pas de constater l'existence d'urobiline.

On traite 100 grammes de ce sérum par l'alcool amylique ; on centrifuge ; l'alcool est décanté, puis concentré jusqu'à réduction à quelques centimètres cubes ; après addition de chlorure de zinc, il ne se produit pas de fluorescence, et l'examen spectroscopique est négatif au point de vue de l'urobiline.

Obs. 18. — Fr..., Caroline, 64 ans. Néphrite interstitielle. Urémie. Facies légèrement jaune.

Urines rares, colorées. Coloration brun acajou marquée par l'acide nitrique. Pas de pigments biliaires. Albuminurie abondante. Urobiline abondante.

Sérum coloré assez fortement. Gmelin positif. Pas d'urobiline.

Obs. 19. — Riff..., Elise, 39 ans. Urémie.

Urines fortement colorées, rares. Coloration brun acajou par l'acide nitrique. Pas de pigments biliaires. Albumine abondante. Urobiline abondante.

Sérum fortement coloré. Gmelin positif. Pas d'urobiline.

Obs. 20. — Bar..., Jeanne, 42 ans. Angine de poitrine. Urémie.
Facies : subictère marqué.

Urines rares. Coloration très foncée, teinte brun acajou par addition d'acide nitrique. Pas de pigments biliaires. Albumine. Urobiline très abondante.

Sérum fortement coloré. Gmelin positif. Pas d'urobiline.

4° AFFECTIONS PULMONAIRES

Obs. 21. — Bur..., Alfred, 53 ans. Congestion pleuro-pulmonaire.
Facies légèrement jaune.

Urines rares. Coloration foncée, teinte acajou marquée par addition d'acide nitrique. Pas de pigments biliaires. Urobiline en assez grande quantité.

Sérum plus coloré qu'à l'etat normal, mais pas très foncé. Effacement moyen de la partie droite du spectre. Réaction de Gmelin positive, mais peu marquée. Pas d'urobiline.

Obs. 22. — Lou..., Adèle, 29 ans. Congestion pulmonaire.
Facies coloré, plutôt rouge que jaune.

Urines jaune foncé. Coloration acajou par addition d'acide nitrique. Pas de pigments biliaires. Un peu d'indicanurie. Urobiline abondante.

Sérum assez coloré. Gmelin léger. Pas d'urobiline.

Obs. 23. — Mil..., Philippe, 38 ans. Hémothorax consécutif à une fracture de côte.
Facies : rien de spécial.

Urines fortement colorées, rares. Coloration brun acajou par l'acide nitrique. Pas de pigments biliaires. Urobiline abondante.

Sérum moyennement coloré. Effacement partiel de la partie droite du spectre. Gmelin léger, mais nettement positif. Pas d'urobiline.

Obs. 24. — Gourd..., Marie, 70 ans. Pneumonie.
Facies subictérique.
Urines rares, fortement colorées. Coloration brun acajou intense par l'acide nitrique. Pas de pigments biliaires. Albuminurie. Urobiline très abondante.
Sérum très coloré. Gmelin positif. Pas d'urobiline.

Obs. 25. — Denis..., Honoré, 35 ans. Pneumonie.
Facies jaune. Conjonctives légèrement jaunes.
Urines rares, très colorées. Coloration brun acajou intense par addition d'acide nitrique. Gmelin négatif, mais réaction de Salkowski légèrement positive. Réaction de Hay positive. Albumine abondante. Urobiline en très grande quantité.
Sérum très coloré. Gmelin positif. Pas d'urobiline.

Obs. 26. — Quant..., Ange, 79 ans. Pneumonie.
Facies subictérique.
Urines rouge foncé, rares. Coloration brun acajou très marquée par addition d'acide nitrique. Pas de pigments biliaires. Indican. Urobiline très abondante.
Sérum très coloré. Gmelin positif. Pas d'urobiline.

Obs. 27. — Cl..., Jean, 36 ans. Pneumonie.
Facies : subictère marqué.
Urines rares, rouge foncé. Réaction de Gubler très intense. Pas de pigments biliaires. Albumine. Indican. Urobiline très abondante.
Sérum fortement coloré. Gmelin positif. Pas d'urobiline.

Obs. 28. — G..., Antoinette, 42 ans. Pneumonie.
Facies : subictère léger.
Urines rares, rouge foncé. Coloration brun acajou par l'acide nitrique. Pas de pigments biliaires. Albumine abondante. Indican en grande quantité. Urobilinurie très marquée.
Sérum fortement coloré. Gmelin positif. Pas d'urobiline.

Obs. 29. — Ev..., Mathias, 77 ans. Pneumonie.
Facies : subictère.

Urines rares, jaune foncé. Coloration brun acajou par l'acide nitrique. Pas de pigments biliaires. Urobiline abondante.

Sérum fortement teinté. Coloration verte. Gmelin positif. Pas d'urobiline.

Obs. 30. — Bo..., Joseph, 70 ans. Pneumonie.

Facies : subictère très marqué.

Urines rares, rouge foncé. Réaction de Gubler très marquée. Albumine abondante. Pas de pigments biliaires. Urobiline en très grande quantité.

Sérum très coloré. Gmelin positif. Pas d'urobiline.

Obs. 31. — Bat..., Antoine, 48 ans. Pneumonie.

Facies : subictère.

Urines rares, rouges. Coloration brun acajou par addition d'acide nitrique; pas de pigments biliaires; albumine; urobiline abondante.

Sérum pas très foncé, mais plus vert qu'à l'ordinaire. Effacement moyen de la partie droite du spectre. Gmelin léger, mais net. Pas d'urobiline.

Obs. 32. — Dem..., Ulysse, 40 ans. Pneumonie.

Facies rouge et congestionné.

Urines jaune rouge, rares. Coloration brun acajou par l'acide nitrique. Pas de pigments biliaires; albumine; indican; urobiline abondante.

Sérum moyennement coloré, effacement moyen de la partie droite du spectre. Gmelin léger, mais positif. Pas d'urobiline.

5° INFECTIONS

Obs. 33. — Pous..., Charles, 15 ans. Fièvre typhoïde.

Facies légèrement jaune.

Urines assez colorées, un peu moins abondantes qu'à l'ordinaire; coloration brun acajou moyennement marquée par addition d'acide nitrique ; pas de pigments biliaires; urobiline abondante.

Sérum assez fortement coloré. Réaction de Gmelin légère, mais nette. Pas d'urobiline.

Obs. 34. — Ar..., Émile, 27 ans. Érysipèle de la face.

Urines jaune rouge, rares. Réaction de Gubler assez marquée. Pas de pigments biliaires. Urobiline abondante.

Sérum moyennement coloré, effacement léger de la partie droite du spectre. Gmelin léger, mais net. Pas d'urobiline.

Obs. 35. — Point..., Adrien, 49 ans. Rhumatisme articulaire aigu. Facies subictérique.

Urines rouges et rares. Coloration brun acajou intense par addition d'acide nitrique. Albumine et indican en quantité notable. Pas de pigments biliaires. Urobiline abondante.

Sérum très coloré. Gmelin positif. Pas d'urobiline.

Obs. 36. — Le Bol..., Jean, 26 ans. Paludisme. Facies pâle.

Urines rares, coloration foncée; teinte acajou par addition d'acide nitrique. Pas de pigments biliaires. Urobiline très abondante.

Sérum fortement coloré. Gmelin positif. Pas d'urobiline.

Obs. 37. — Les..., Philomène, 48 ans. Érythème polymorphe. Facies : léger subictère.

Urines rares et fortement colorées. Réaction de Gubler très manifeste. Indican abondant. Albumine légère. Pas de pigments biliaires. Urobilin abondante.

Sérum moyennement coloré. Gmelin positif. Pas d'urobiline.

6° INTOXICATION

Obs. 38. — Dru..., Louis, 29 ans. Coliques de plomb. Facies : subictère.

Urines rares et très colorées; teinte brun acajou par addition d'acide nitrique. Pas de pigments biliaires. Urobiline abondante.

Sérum très coloré. Gmelin positif. Pas d'urobiline.

Obs. 39. — Ga..., 25 ans. Coliques de plomb. Facies : léger subictère.

Urines rares et hautes en couleur; teinte brun acajou par l'acide nitrique. Pas de pigments biliaires. Urobiline abondante.

Sérum très coloré, Gmelin positif. Pas d'urobiline.

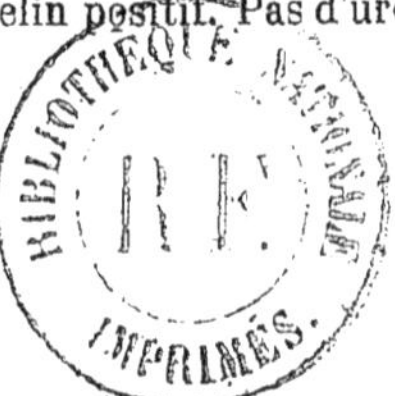

§ 2. — **Urobilinurie sans urobilinémie dans l'ictère acholurique dans la cholémie.**

1º AFFECTIONS DU FOIE

Obs. 40. — Ch..., Alphonse, 25 ans. Cholémie familiale. Tuberculose au début.

Facies mat.

Urines de quantité normale. Coloration habituelle. Réaction de Gmelin négative ; toutefois la réaction de Salkowski, pratiquée sur une très grande quantité d'urine, est peut-être légèrement positive. Urobiline abondante.

Sérum fortement coloré. Gmelin positif. Pas d'urobiline.

Le malade appartient à une famille de cholémiques ; le sang de son frère a pu être examiné ; il contenait des pigments biliaires. La tuberculose progresse, un pneumo-thorax se produit, qui se complique d'hydrothorax La fistule se ferme ; l'hydrothorax se transforme en pyothorax.

Le sérum se décolore progressivement ; la réaction de Gmelin disparaît ; l'urobiline diminue dans les urines.

Le sérum finit par devenir presque complètement incolore ; l'urobiline disparaît des urines ; le chromogène lui-même devient douteux.

Obs. 41. — Gey..., Eugénie, 23 ans. Cholémie familiale. Salpingite. Facies très brun.

Urines : quantité normale. Pas de réaction de Gubler. Pas de pigments biliaires. Albumine légère. Urobiline abondante.

Sérum fortement coloré. Gmelin positif. Pas d'urobiline.

Obs. 42. — Déj..., Marie. Cholémie familiale. Grossesse. Facies : subictère léger.

Urines : quantité et coloration normales. Pas de pigments biliaires. Pas de réaction de Gubler. Urobiline abondante.

Sérum assez fortement coloré. Gmelin positif. Pas d'urobiline.

Obs. 43. — L..., Geneviève, 68 ans. Cirrhose biliaire hypersplénomégalique.

Facies jaune terreux.

Urines jaunes. Quantité variable d'un jour à l'autre. Pas de réaction de Gubler. Pas de pigments biliaires. Urobiline en très grande quantité. Sérum jaune verdâtre. Gmelin léger, mais net. Pas d'urobiline.

2° AFFECTIONS CARDIAQUES

Obs. 44. — Mor..., Louis, 73 ans. Insuffisance mitrale bien compensée.
Urines : quantité normale. Coloration jaune pâle. Indican très léger. Pas de pigments biliaires. Pas de réaction de Gubler. Urobiline abondante.
Sérum assez fortement coloré. Gmelin positif. Pas d'urobiline.

Obs. 45. — Ray..., Léon, 59 ans. Maladie mitrale.
Facies : subictère léger.
Urines : quantité normale. Coloration jaune légère. Pas de pigments biliaires. Réaction de Gubler négative. Urobiline en grande quantité.
Sérum très coloré. Gmelin positif. Pas d'urobiline.

3° AFFECTIONS RÉNALES

Obs. 46. — Vill..., Jeanne, 57 ans. Néphrite interstitielle.
Facies légèrement jaune.
Urines abondantes, peu colorées. Réaction de Gubler négative. Albumine en petite quantité. Pas de pigments biliaires. Urobiline abondante.
Sérum fortement coloré. Gmelin positif. Pas d'urobiline.

Obs. 47. — Paul..., Joseph, 74 ans. Artériosclérose. Néphrite interstitielle.
Facies pâle.
Urines très abondantes, peu colorées. Réaction de Gubler négative. Pas de pigments biliaires. Urobiline abondante.
Sérum très coloré. Gmelin positif. Pas d'urobiline.

Obs. 48. — Del..., Joseph, 74 ans. Néphrite interstitielle.
Facies : subictère léger.
Urines très claires. Pas de pigments biliaires. Urohématine. Réaction de Gubler négative. Urobiline abondante.

Sérum plus coloré que normalement, mais pas très foncé. Gmelin léger, mais net. Pas d'urobiline.

Obs. 49. — Roch..., Justin, 70 ans. Artériosclérose. Néphrite interstitielle.

Urines abondantes, claires. Réaction de Gubler négative. Pas de pigments biliaires. Albumine en petite quantité. Urobiline abondante.

Sérum très coloré. Gmelin positif. Pas d'urobiline.

Obs. 50. — Boy..., Alexandre, 60 ans. Artériosclérose. Néphrite interstitielle.

Facies peu coloré.

Urines abondantes, peu colorées. Réaction de Gubler négative. Pas de pigments biliaires. Très petite quantité d'albumine. Urobiline abondante.

Sérum : coloration plus marquée qu'à l'ordinaire, mais pas très foncée. Gmelin léger, mais nettement positif. Pas d'urobiline.

Obs. 51. — Berg..., Ernest, 62 ans. Artériosclérose. Néphrite interstitielle.

Facies pâle.

Urines abondantes, peu colorées. Réaction de Gubler négative. Pas de pigments biliaires. Albumine. Urobiline abondante.

Sérum coloré. Gmelin positif. Pas d'urobiline.

4° AFFECTION PULMONAIRE

Obs. 52. — Del..., Louis, 65 ans. Emphysème sans retentissement sur le cœur.

Facies : pas de coloration spéciale.

Urines normales comme quantité et comme couleur. Réaction de Gubler négative. Pas de pigments biliaires. Indican léger. Urobiline très abondante.

Sérum un peu plus coloré que normalement. Gmelin positif, mais peu marqué. Pas d'urobiline.

§ 3. — Urobilinurie sans urobilinémie dans l'ictère dit biliphéique.

Obs. 53. — *Ictère chronique par angiocholite. Urobilinurie très abondante et cholurie. Absence d'urobiline dans le sérum qui contient une grande quantité de pigments biliaires. Pas d'insuffisance hépatique et même hyperfonctionnement du foie.*

Le nommé F..., Maurice, âgé de 17 ans, entre, le 9 mai 1902, salle Lasègue, lit n° 19, dans le service de M. le professeur Gilbert, pour un ictère chronique qui a toujours existé depuis la naissance du malade et qui subit seulement des modifications dans son intensité, d'un moment à un autre.

En dehors des symptômes occasionnés par la cholémie (prurit, somnolences, épistaxis, etc.), le malade présente une légère augmentation de volume du foie et surtout une hypertrophie très marquée de la rate, qui mesure une hauteur de 17 centimètres.

Les selles sont surcolorées et bilieuses.

Le sérum est très coloré et donne nettement la réaction de Gmelin ; il ne contient pas d'urobiline.

Les urines, généralement assez abondantes, sont plus colorées qu'à l'ordinaire, mais ne donnent pas la réaction de Gubler ; elles contiennent des pigments biliaires et une quantité notable d'urobiline.

L'épreuve de la glycosurie alimentaire est complètement négative et, après la prise de 150 grammes de glucose, on ne note pas de passage de sucre dans les échantillons d'urine prélevés d'heure en heure.

Le dosage de l'urée donne les chiffres suivants :

Du 13 au 14 mai. — Urines, 1.310 centimètres cubes ; urée, au litre, 17 gr. 25 ; urée émise, 22 gr. 60.

Du 1er au 2 juin. — Urines, 2.300 centimètres cubes ; urée, au litre, 9 gr. 10 ; urée émise, 20 gr. 90.

Du 8 au 9 juin. — Urines, 3.000 centimètres cubes ; urée, au litre, 7 gr. 40 ; urée émise, 22 gr. 20.

Il s'agit donc d'un cas d'ictère biliphéique avec urobilinurie sans urobilinémie, dans lequel, malgré l'urobilinurie, le foie, loin d'être insuffisant, est en hyperfonctionnement, ainsi que le prouvent, d'une part, l'hypercholie avec selles bilieuses, d'autre part, la fixation de 150 grammes de sucre et l'élimination quotidienne de 20 à 22 grammes

CONCLUSIONS

Contrairement à ce qu'on admet habituellement, l'urobilinurie ne s'accompagne pas toujours d'urobilinémie.

Dans la majorité des cas, au contraire, malgré l'existence d'une très grande quantité d'urobiline dans l'urine, il est absolument impossible de déceler la moindre trace de cette substance dans le sérum sanguin, qui contient une quantité plus ou moins grande de pigments biliaires.

Les différentes théories émises pour expliquer l'origine de l'urobiline : *théories sanguine, pigmentaire* ou *histogènique, intestinale, hépatique*, ne sauraient rendre compte des faits d'urobilinurie sans urobilinémie ; seule, l'hypothèse d'une transformation, au niveau du rein, des pigments biliaires en urobiline est capable de les expliquer.

Tout concorde d'ailleurs, faits cliniques, données théoriques, expérimentation, pour prouver que ce n'est pas une simple hypothèse et que les choses se passent bien ainsi.

D'une part, en effet, il est bien certain que les agents réducteurs et hydratants sont capables de transformer les pigments biliaires (bilirubine, biliverdine et même cholétéline) en urobiline et, si la réduction est poussée assez loin, en chromogène.

D'autre part, il a été démontré que le rein jouit d'un pouvoir énergique de réduction et d'hydratation.

On peut, enfin, *in vitro*, réaliser la transformation de la bilirubine en urobiline, par addition à une solution de bilirubine de rein réduit en pulpe.

La *théorie rénale* étant admise, la transformation en urobiline par le rein des pigments biliaires contenus dans le sérum sanguin peut être considérée comme un véritable processus de défense de l'organisme : les pigments biliaires, produits toxiques et peu diffusibles, étant convertis en urobiline, substance très diffusible, et, par suite, facilement éliminable.

D'après cette théorie, les divers faits cliniques d'urobilinurie s'expliquent de la manière suivante :

Dans un premier degré, la cholémie est moyennement intense ; dans l'urine, on n'observe que de l'urobiline ; si l'urine est abondante, se trouve réalisé le type *ictère acholurique;* si, au contraire, elle est rare et concentrée, on est en présence du type *ictère hémaphéique.* Ces faits correspondent à ceux qu'on a décrits sous le nom d'*ictère urobiliniques;* ce sont, en réalité, des *ictères urobilinuriques* et non pas des ictères urobiliniques, puisque l'urobiline manque, non seulement dans la peau mais aussi dans le sérum.

Dans ce premier degré, d'ailleurs, la peau n'a pas toujours une teinte nettement ictérique. C'est ce que l'on observe notamment dans la cholémie simple familiale décrite par MM. Gilbert et Lereboullet et dans laquelle la peau peut présenter une teinte jaunâtre, une coloration modifiée par la présence de pigmentations diverses, ou même un aspect absolument normal. Il peut donc y avoir dans ces cas, soit *cholémie subictérique et acholurique avec urobilinurie,* soit *cholémie anictérique et acholurique avec urobilinurie.*

Dans un deuxième degré, la cholémie est plus intense ; une partie des pigments biliaires contenus dans le sérum passe dans l'urine ; une autre est transformée en urobiline : l'ictère est dit *biliphéique.*

Dans un dernier degré, enfin, la cholémie est extrême ; une quantité très grande de pigments biliaires arrive au rein; celui-ci, surchargé de travail, perd son pouvoir réducteur ; on ne trouve plus d'urobiline dans l'urine. Mais, au début et à la fin de telles cholémies, alors qu'une quantité moins considérable de pigments biliaires est apportée au rein, celui-ci conserve ou retrouve son pouvoir réducteur, et l'urobiline existe dans l'urine, soit seule, soit associée aux pigments biliaires.

La théorie rénale permet, peut-être aussi, de comprendre pourquoi l'urine physiologique contient une certaine quantité de chromogène de l'urobiline.

Normalement, en effet, le sérum renferme une matière colorante, le *sérochrome*, proche parente des pigments biliaires, sinon identique à eux, et l'on peut supposer que cette substance, apportée en petite quantité au rein, est transformée par une réduction active en chromogène qui passe dans l'urine.

Ce n'est là qu'une supposition, mais une supposition très vraisemblable.

La théorie de l'origine rénale de l'urobiline rend compte de la majeure partie des cas d'urobilinurie ; toutefois, l'urobiline peut exister dans le sérum, et, alors, on est obligé d'invoquer les autres théories émises, la théorie hépatique en particulier ; mais ces cas nous paraissent infiniment plus rares que ceux d'urobilinurie sans urobilinémie.

La *valeur séméiologique* de l'urobilinurie est, par suite, tout autre que celle qu'on attribue, en général, à ce symptôme.

Peut-être l'urobiline est-elle, dans quelques cas, « le pigment du foie malade », mais, le plus souvent, c'est une substance dérivée des pigments biliaires contenus dans le sang et formée à leurs dépens par le rein.

L'urobilinurie n'est donc que la conséquence de la cholémie. Comme telle, elle doit être indépendante de l'état fonctionnel du foie, et, de fait, on l'observe chez des malades dont les fonctions hépatiques sont normales et même exagérées.

Si on la constate, assez fréquemment, dans l'insuffisance hépatique, c'est que la cholémie est souvent liée à une affection susceptible d'entraîner la déchéance fonctionnelle du foie ; mais, en réalité, il s'agit là d'une pure coïncidence.

Aussi, *l'urobiline étant presque toujours d'origine rénale, l'urobilinurie n'a aucune valeur pour juger de l'état de la cellule hépatique ; elle traduit seulement la présence des pigments biliaires dans le sang et doit, à ce titre, être considérée comme un des signes révélateurs les plus importants de la cholémie.*

Tel est le résumé de cette étude, à laquelle on peut donner les conclusions suivantes :

1° Il existe une urobilinurie d'origine rénale, et cette variété d'urobilinurie est de beaucoup la plus fréquente ;

2° Elle reconnaît pour cause la transformation en urobiline par le rein des pigments biliaires contenus dans le sérum sanguin ;

3° L'urobilinurie n'a pas la valeur séméiologique qu'on lui assigne d'ordinaire ; le plus souvent, ce n'est pas un symptôme d'insuffisance hépatique, c'est la conséquence de la cholémie, et elle doit être considérée comme un des signes révélateurs les plus importants de cet état.

INDEX BIBLIOGRAPHIQUE

Abelous et **E. Gérard.**—*Acad. des Sciences*, CXXXIX, p. 56, p. 191, et p. 1023; t. CXXX, p. 420.

Achard et **Morfaux**. — Urobilinurie et perméabilité rénale. *Société de biologie*, 28 janvier 1899.

Ajello. — Contribution expérimentale à la genèse de l'urobiline dans les liquides kystiques et dans les exsudats. *Il Morgagni*, déc. 1893, p. 722.

G. Ajello et **H. Solaro**. — Variations de quelques-uns des principes de l'urine dans la cirrhose du foie sous l'influence de l'alimentation. *Il Morgagni*, p. 1 et 65, janvier et février 1893.

Beck. — Formation de l'urobiline. *Wiener klin. Woch.*, 29 août 1895.

Binet. — Sur les variations de quelques pigments urinaires. *Revue médicale de la Suisse Romande*, XIV, 1894, p. 231.

Bogomolov. — *Centralbl. f. d. med. Wiss.*, bd XIII.

Boix. — Étude clinique des ictères. In *Manuel de médecine* de DEBOVE et ACHARD, t. VI.

Chabrié. — Sur un cas d'hémoglobinurie paroxystique « a frigore ». *Ann. mal. org. génito-urinaires*, avril 1891.

Chassevant. — Urobiline et urobilinurie. *Presse médicale*, 26 juin 1896, nº 52.

Chauffard. — Maladies du foie. In *Traité de médecine* de CHARCOT, BOUCHARD et BRISSAUD, t. III, 1892, t. V, 1902.

— Séméiologie du foie. In *Traité de pathologie générale* de BOUCHARD, t. V.

Dastre. — Article bile in *Dictionnaire de physiologie* de RICHET, t. II, fasc. 1.

Debary. — *Indicanurie. Urobilinurie.* Th. de Lille, 1898.

Debove. — Discussion sur le traitement de la tuberculose par la créosote. *Société médicale des hôpitaux*, 14 et 21 février 1896.

Denigès. — Recherches sur l'urobiline. *Société de biologie*, 20 mars 1897.

Deroide. — Sur la présence de l'urobiline dans l'urine. *Écho médical du Nord*, 16 janvier 1898.

— Recherche de l'urobiline dans les urines. *Société de biologie*, 12 mars 1898.

Disqué. — Sur l'urobiline. *Zeitschrift f. physiol. Chemie*, bd 11, p. 259, 1878.

Engel et **Moitessier**. — *Traité élémentaire de chimie biologique, pathologique et clinique*, Paris 1897.

Esoffe. — *Pflüger's Arch.*, t. XII, 1876, p. 50.

Gautier. — *Chimie appliquée à la physiologie, à la pathologie et à l'hygiène*, t. II, 1874.

Gautier. — *Traité de chimie*, t. III, Paris, 1892, p. 620 et 639.

— *La chimie de la cellule vivante.*

Garrod et **Hopkins**. — De l'urobiline; unité de l'urobiline. *J. of physiology*, XX, 1896, p. 112.

Gautrelet. — Technologie de l'urobiline. *Revue des maladies de la nutrition*, février 1896.

Gérard. — *Académie des sciences*, t. CXXXII, p. 153.

— *Société de biologie*, 26 janvier 1901.

— *Académie des sciences*, 26 mai 1902.

Gerhardt. — De l'urobiline. *Zeit. f. klin. med.*, XXXII, 1897, p. 303.

— *Hydrobilirubine et ictère*. Inaug. dissert., Berlin, 1890.

Giarré. — Pathogénie de l'urobilinurie. *Lo Sperimentale*, 4, p. 81.

— Genèse de l'urobiline. *Acad. med. Fis Fiorentino*, 14 janvier 1897.

— Genèse de l'urobiline. *Riforma medica*, 1er février 1897.

— Pathogénie de l'urobiline. *Acad. med. fis Fiorentino*, 12 février 1896.

Gilbert. — Séméiologie du sang. In *Traité de pathologie générale*, de Bouchard, t. IV.

— In *Traité de médecine* de Charcot, Bouchard, Brissaud.

Gilbert et **Fournier**. — Maladies du foie. In *Traité de médecine et de thérapeutique* de Brouardel et Gilbert, t. V.

Gilbert et **Carnot**. — *Les fonctions hépatiques*. Paris, 1902.

Gilbert et **Herscher**. — Sur la diminution de coloration du sérum sanguin. *Société de biologie*, 23 novembre 1901.

— Surcoloration du sérum dans la néphrite interstitielle et dans la ligature expérimentale des uretères. Cholémie et ictère d'origine rénale. 12 avril 1902, *Société de biologie*.

— Origine rénale de l'urobiline. *Société de biologie*, 28 juin 1902.

Gilbert et **Lereboullet**. — La cholémie simple familiale. *Semaine médicale*, 24 juillet 1901 (1).

Gley. — Remarques sur les recherches de Viglezio sur la pathogénie de l'urobilinurie. *Arch. de physiologie*, IV, 1, 1892.

Gorup Bezanez. — Traduction Schlagdenhauffen. *Traité de chimie biologique*, Paris, 1880, t. I, p. 284-399-720, t. II, p. 5.

Grimm. — Sur l'urobiline dans l'urine. *Arch. f. pathol. anat.*, CXXXII, p. 2.

Hammarsten. — Contribution à l'étude de la bile humaine. *Jahrb. f. Thierchemie*, VIII, p. 263.

Harley. — Formation de l'urobiline. *Brit. med. Journ.*, 3 octobre 1890, p. 990.

Harris. — Hématoporphyrine. Les rapports avec l'origine de l'urobiline. *J. of anatomy*, avril 1897.

Hanot. — Discussion à propos du traitement de la tuberculose par la créosote. *Société médicale des hôpitaux*, 14 et 21 février 1896.

Hayem. — *Congrès de Grenoble*, 1885.

— Recherches cliniques sur l'urobilinurie. *Société médicale des hôpitaux*, 22 juillet 1887.

— *Du sang et de ses altérations anatomiques*, Paris, 1887.

— Considérations sur la valeur diagnostique et pronostique de l'urobilinurie. *Soc. méd. des hôpitaux*, 13 décembre 1889.

— Discussion à propos du traitement de la tuberculose par la créosote. *Soc. méd. des hôpitaux*, 14 et 21 février 1896.

(1) On trouvera dans cet article la majeure partie de la bibliographie relative à la cholémie simple familiale et à l'ictère acholurique.

Hayem. — *Leçons sur les maladies du sang*, recueillies par MM. PARMENTIER et BENSAUDE, Paris, 1900.

Henocque. — *Société de biologie*, 29 octobre et 5 novembre 1892.
— *Archives de physiologie*, 1892, IV, 1.
— Analyse spectroscopique du sang par l'examen direct des tissus. *Association française. Congrès de Besançon*, 1893.

Hoppe Seyler. — *Berl. chem. Ber.*, 1874, p. 1066.
— *Arch. f. d. gesam. physiol.*, t. X, p. 208.
— Ictère urobilinique. *Virchow's Arch.*, 1891, p. 30.

Jaffé. — Beitrag. zur Keuntniss de Gallen und Harnpigment. *Centralbl. f. d. med. Wissenschft*, 1868.
— Zour lehre d. Harnpigm. D. Abstammiug d'Harupigm. *Arch. fur path. anat.*, bd XLVII, left III et IV, 1869.
— Untersuch. u. gallenpigm. *Arch. f. d. gesam. phys.*, bd I.
— Ub. d. fluorescenz d. Harnfarbstoff. *Centralbl. f. d. med. Wissenschf*, 1889.

Jolles. — Recherche de l'urobiline dans les urines. *Arch. f. ges. Phys.*, LXI, p. 11, 1895.
— Présence et recherche de l'urobiline dans l'urine normale et pathologique. *Centr. f. inn. med.*, 48, 1895.

Katz. — Signification clinique de l'urobilinurie. *Wiener med. Woch.* 11 juillet 1891.

Kiener et Engel. — *Gazette hebdomadaire des sciences médicales de Montpellier*, n° 34, 1887. Ictère et urobilinurie.
— Conditions pathogéniques de l'ictère et de ses rapports avec l'urobilinurie. *Archives de physiologie normale et pathologique*, t. XX, n° 6, p. 198, 1887.
— *Société de biologie*, 6 octobre 1888.

Kunkel. — Ueber das aufreten verschiedenen farbstoffe in harn. *Virchow's Archiv*. t. LXXIX, 1880.

Lonnzka. — *Urobiline et ictère urobilinique*. Inaug. dissert, Wurzburg, 1888.

Legrain. — Urobilinurie. *Annales des maladies des organes génito-urinaires*, décembre 1891.

Lenoble. — *Caractères séméiologiques du caillot et du sérum*. Thèse de Paris, 1898.

Lereboullet. — *Les cirrhoses biliaires*. Thèse de Paris, 1902.

Leube. — Contribution à l'étude de l'ictère urobilinique. *Sitzungs Berichte der phys. med. gesellschaft z.* Würzburg, 1888.
— Nouvelle substance colorante pathologique de l'urine. *Arch. f. path. Anat.*, CVI, 2, p. 886.
— Nouvelle matière colorante pathologique de l'urine. *Sitz, der phys. med. Gesells. z.* Würsburg, p. 132, 1886.

Letienne. — Recherche des pigments biliaires dans l'urine. *Médecine moderne*, 23 juin 1894.
— *De la bile à l'état normal et pathologique.* Thèse de Paris, 1891.

Liebermann. — *Revue des sciences médicales*, 1876.

Mac Munn. — Origine de l'urohématoporphyrine et de l'urobiline normale et pathologique dans l'organisme. *The Journal of physiology*, vol. X, p. 71, 1890.

Maly. — *Ann. chem. pharmak.*, t. CLXI, p. 368, t. CLXIII, p. 77.

Méhu. — *Chimie médicale*, 1870-1878.

Morfaux. — *Recherches sur l'urobilinurie*. Thèse de Paris, 1899.

Mya. — Pathogénie de l'urobilinurie. Congrès méd. int., 1890.
— Physiologie pathologique de l'ictère. *Arch. méd. ital. filsch.*, 1891.

Mya. — Urobilinurie dans l'ictère. *Rivista gener. ital. di clinica med.*, n° 5,
p. 106, 1891.
— Sur la question de l'urobilinurie. *Lo Sperimentale*, t. X, p. 71, 1896.
— Vomissement urobilinique non fécaloïde dans l'occlusion intestinale. *Rivista
clin. di Bologna*, p. 609, septembre 1887.
Nencki et Sieber. — Untersuchungen über d. Blutfarbstoff. *Arch. f. experim.
path. und pharmak.*, XVIII, p. 401.
Parmentier. — *Étude clinique et anatomie pathologique sur le foie cardiaque.*
Th. de Paris, 1890.
— Maladies du sang In *Traité de médecine et de thérapeutique* de BROUARDEL et
GILBERT, t. VI.
Patella et Accorimboni. — L'urobilinurie dans l'ictère. *Arch. ital. clin. med.*,
1891.
Patella. — De l'ictère. *Congrès de médecine interne*, 1891.
Pellacani. — Pathogénie de l'urobiline. *Gazzetta de osp.*, Milano, 1885.
Poncet. — *L'ictère hématique traumatique.* Th. de Paris, 1874.
Quincke. — Contribution à l'étude de l'ictère. *Virchow's Arch.*, t. XCV.
Reale. — Sur l'urobiline. *Rivista clinica e terap.*, n° 4, p. 171, 1891.
Riva. — De quelques pigments de l'urine humaine. Milan, 1894. *Gazetta medica di
Torino*, 1894.
— Pathogénie de l'urobilinurie. Note critique. *Lo Sperimentale*, 4, p. 1, 1896.
Saillet. — Urobiline dans les urines normales. *Revue de médecine*, février 1897.
Salkowski. — Une modification de l'urobiline. *Arch. f. pathol. Anat.*, CIX, 2,
1887.
Salle. — Hématoscopie clinique. *Archives de médecine militaire*, septembre 1894.
Schmitt. — *Matières colorantes de l'urine normale.* Th. de Paris, 1898.
Silvestrini. — Urobiline, pigment jaune et lipochrome. *Clinica moderna*, 21 no-
vembre 1900.
Tudichum. — De l'urochrome, matière colorante de l'urine. *The hart prize,
Essali*, 1863.
— *Centralbl. fur med. Win.*, 1869, n° 1.
Tissier. — *Essai sur la pathologie de la sécrétion biliaire.* Thèse de Paris, 1889.
— De l'urobilinurie. *Gazette des hôpitaux*, 11 juillet 1891.
Vannini. — *Urobilinurie.* Broch., Bologne, 1897.
Viglezio. — Pathogénie de l'urobilinurie. *Lo Sperimentale*, XLV, 3 et 4.
Vitali. — Pathogénie et séméiotique de l'urobilinurie. *Il Morgagni*, avril 1897.
Willm et Hanriot. — *Chimie biologique*, III, Paris, 1889.
Wurtz. — *Dictionnaire de chimie pure et appliquée*, article urine, t. III, p. 486.
1878.

14-10-02. — Tours, imp. E. Arrault et Cⁱᵉ.